AF463647

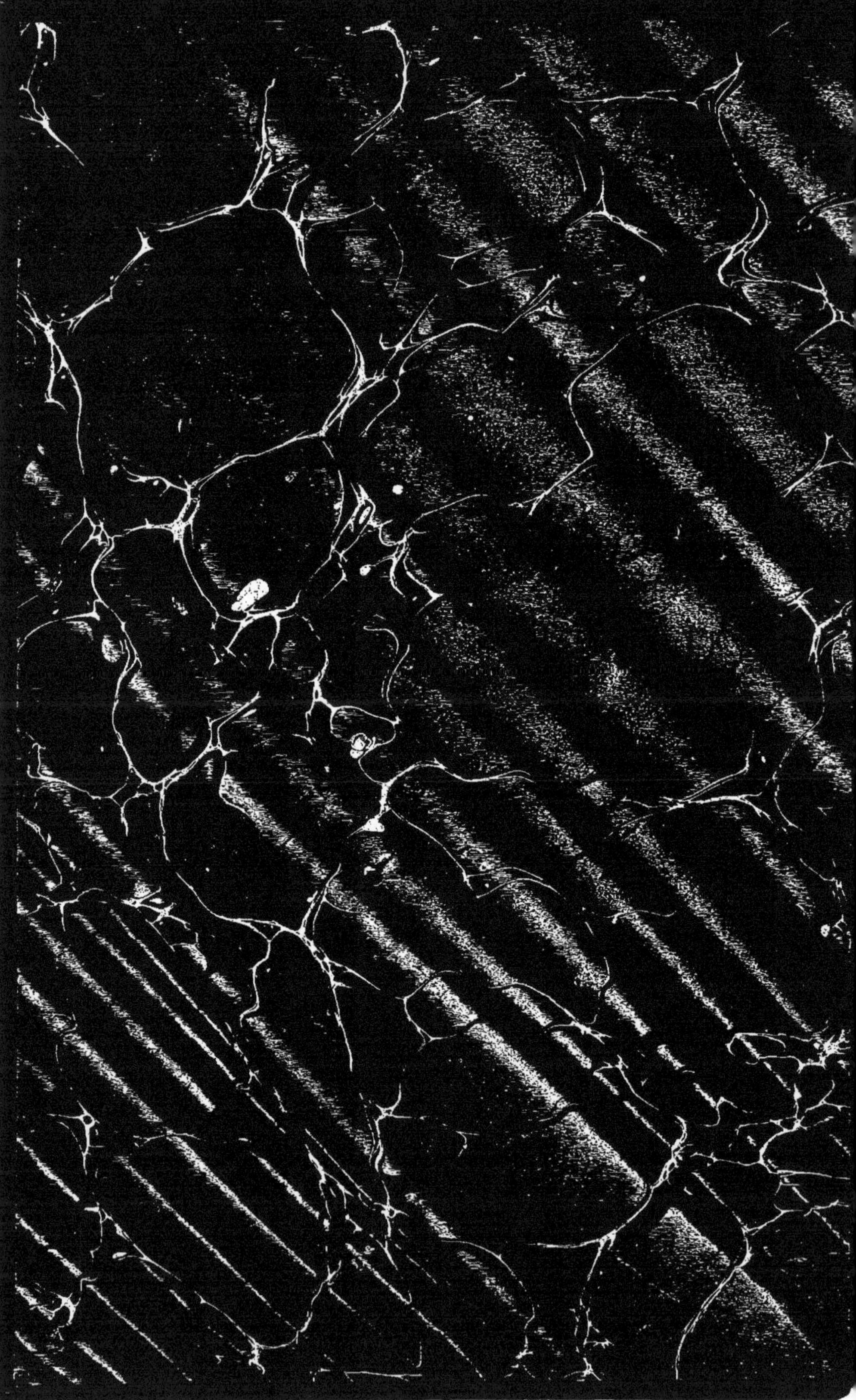

HISTOIRE

DE LA

VILLE DE BRETEUIL

ET DE SES ENVIRONS.

HISTOIRE
TOPOGRAPHIQUE, MÉDICALE ET STATISTIQUE
DE LA VILLE DE
BRETEUIL
ET
DE SES ENVIRONS,

PAR J.-P. ROCHÉ,
Docteur en Médecine de la Faculté de Paris, membre du Conseil de Salubrité de l'Eure, de la Société des Sciences physique et chimique de France, etc.

O mes compatriotes! vous qui conservez des droits si légitimes sur mon amour et ma reconnaissance, souffrez que je porte jusque dans vos solitudes le flambeau de l'observation. J'y reconnaitrai sans doute des qualités et des vertus, qui serviront autant à caractériser vos tempéraments que vos habitudes; mais s'il se présente des vices dont l'influence morale ou physique puisse être contraire à votre conservation ou altérer en quelque sorte notre saine constitution, vous me le pardonnerez; j'aurai le courage de vous les faire apercevoir.

LEPECQ DE LA CLOTURE.

A BRETEUIL,
CHEZ M. VANNIER, LIBRAIRE.

A ÉVREUX,
Chez M. GUIGNARD, libraire.
A VERNEUIL,
Chez Mme ROGER, libraire.

A L'AIGLE,
Chez M. BEUZELIN, libraire.
A RUGLES,
Chez M. FOURNIER-ANQUETIN.

1845.

A Monsieur

H. ROYER-COLLARD,

PROFESSEUR D'HYGIÈNE

A LA FACULTÉ DE MÉDECINE DE PARIS,

Officier de l'Ordre de la Légion-d'Honneur,

MEMBRE TITULAIRE

de l'Académie Royale de Médecine, etc., etc.

Hommage public de reconnaissance

Pour les doctes conseils que je dois à sa bienveillante amitié.

J.-P. ROCHÉ.

INTRODUCTION.

Le médecin, dit *Hippocrate*, qui aura examiné la situation d'une ville relativement au soleil, à l'air, à l'eau, aux vents et à la terre, ne sera pas embarrassé sur les affections propres à ce pays, ni sur celles qui pourraient être communes à d'autres, et il n'hésitera ni ne se trompera pas dans leur traitement.

Ces préceptes du père de la médecine paraissent tombés dans un profond oubli, depuis quarante ans surtout, que les doctrines médicales ont envahi le domaine de la science pour remplacer le vitalisme hippocratique, dont les lois fondamentales reposent sur l'universalité et la perpétuité de l'organisation humaine. A l'exemple des médecins de l'antiquité, pouvons-nous douter de l'action puissante des phénomènes météorologiques sur la santé, lorsque l'observation vient tous les jours nous démontrer que chaque pays maîtrise le physique de l'homme par l'influence de la température, et le morale par le caractère qu'il lui impose. *Sydenham*, *Stool* attachaient une si haute importance aux qualités appréciables de l'air, qu'ils regardaient l'exercice de la médecine comme aveugle de la part de celui qui traitait ses malades sans observer la constitution régnante. A quelles causes devons-nous donc attribuer, de nos jours, cet état d'abandon d'une partie importante de l'art de guérir? Si ce n'est à notre amour-propre qui veut reculer les limites de la science que nous cultivons, mais non convenir qu'il reste peu à faire par suite des travaux admirables de nos devanciers. Ils ont bien mérité de l'humanité, ces hommes de génie, et les siècles les plus reculés aimeront toujours à publier les services qu'ils ont rendus.

Livré depuis quatorze années à l'exercice de la médecine, à Breteuil, j'ai eu bien des fois l'occasion d'observer que certaines maladies ou infirmités étaient plus fréquentes dans telles communes du canton que dans telles autres. Frappé d'une pareille anomalie, je me suis demandé quelles pouvaient en être les causes, et me suis appliqué à rechercher, du moins, celles qui sont accessibles à nos moyens d'investigation. Pour y parvenir, j'ai étudié les habitudes, le genre de vie, la profession, les moeurs des habitants et l'influence que les localités exercent sur chacun d'eux. Puis enfin, j'ai emprunté le secours de la statistique qui dirige l'action du gouvernement et de l'autorité administrative, en leur donnant des renseignements exacts sur la nature des besoins du pays, et en leur faisant découvrir soit la cause de la misère, soit la cause de la prospérité publique.

Ce n'est qu'après avoir reconnu depuis longtemps l'exactitude de ces observations, que je me suis décidé à en publier le résultat. Heureux si, en remplissant cette tâche immense que je me suis imposée, je puis être utile à mes concitoyens, et voir s'accomplir les voeux que je forme pour assurer leur félicité.

Je me fais un plaisir de déclarer que je dois les renseignements statistiques à la bienveillance de MM. les maires de Breteuil et du canton, pour laquelle je les prie de recevoir publiquement l'expression de ma gratitude.

HISTOIRE

TOPOGRAPHIQUE, MÉDICALE ET STATISTIQUE

DE LA

VILLE DE BRETEUIL

ET

DE SES ENVIRONS.

Position de Breteuil. — Productions. — Communes qui composent le Canton. — Industrie de chacune d'elles. — Leur population et le nombre des pauvres.

Située sur la rivière d'Iton, au sud-ouest d'Evreux, entre Conches et Verneuil, au 1°25 23 de longitude occidentale, et au 48' 599'' de latitude septentrionale, la ville de Breteuil, au nord, au sud et à l'est, est entourée de plaines fertiles et bien cultivées; au nord-ouest, d'une forêt immense (1), qui porte son nom et qui fait partie du domaine de la maison d'Orléans.

Aucune montagne ne domine cette ville; elle est bâtie sur un terrain presque plat, composé de gros silex, d'épaisseur différente et dont la couche varie beaucoup. La silice, l'alumine et le calcaire étant les substances qui concourent à la formation du sol, la fertilité de nos terres dans certains endroits, peut être expliquée par les proportions presque égales de ces trois éléments qui les rendent plus productives.

Breteuil présente un aspect agréable : on y voit deux places publiques et une belle promenade appelée les *Plesses*. Les rues sont larges et dirigées les unes de l'ouest à l'est, et les autres du

(1) Cette forêt contient 1300 hectares. Chaque année, on coupe environ 300 hectares de bois taillis de l'âge de trente ans, dont la plus grande partie est convertie en charbon pour le chauffage des fourneaux.

nord au sud. De jolis jardins embellissent plusieurs habitations. Les maisons construites en briques et en bois ont peu de hauteur (deux étages au plus), et se font généralement remarquer par cet extérieur qui annonce l'aisance et la propreté. L'église paroissiale, construite en grisons, et tout entière du onzième siècle, n'a de remarquable que son ancienneté.

On aperçoit dans le parc de Madame de Buhorel, quelques vestiges d'un château que fit bâtir Guillaume-le-Conquérant. Cette ville possède deux hauts fourneaux et une fonderie, qui appartiennent à M. le *comte Roy*, ainsi que la forge de la Gueroulde et le fourneau de Condé.

Dans la cour de l'un des deux premiers fourneaux (celui de l'Allier), on y a découvert une source d'eau minérale ferrugineuse, froide, qui jouit de propriétés toniques, dont l'action générale sur l'économie se porte particulièrement sur les reins, organes sécréteurs de l'urine.

L'hospice de Breteuil, placé près de la Halle au blé, sur un terrain trop peu spacieux, est desservi par trois sœurs de la Providence, qui joignent à leurs fonctions l'enseignement gratuit pour les jeunes filles. On y compte deux salles, de chacune quatre lits pour les malades indigents de la commune (1).

L'officier de santé, attaché à l'établissement, fait le service de médecine et de chirurgie.

Je me suis assuré qu'on y recevait annuellement de vingt à vingt-quatre individus atteints de maladies aiguës ou chroniques, et que la mortalité était de un sur six. Les voyageurs pauvres sont admis à y faire séjour, lorsque la fatigue ne leur permet pas de continuer leur route.

Le personnel médical de notre canton se compose de trois docteurs en médecine, de deux officiers de santé, d'une sage-femme et de deux pharmaciens (2). Trois médecins, la sage-femme et les

(1) Il existe, dans les archives de cet hospice un bref de l'an 1192, du pape Célestin III, Hyacinthe Bobocardi, qui confirme toute donation faite aux pauvres de l'Hôtel-Dieu de Breteuil.

(2) Il a été distribué ces jours derniers, dans plusieurs communes, une profusion de cartes sur lesquelles on lit l'annonce suivante :

« Monsieur Alex. DAMOURETTE,

» Élève de la Faculté de Médecine et des Hôpitaux de Paris, ex-médecin-» chirurgien des Ecoles communales de la même ville,

» Vient de fixer irrévocablement son domicile aux *Baux de Breteuil*. Il » s'empressera de donner ses soins les plus zélés aux malades qui voudront bien » l'honorer de leur confiance. »

C'est donc un officier de santé de plus à compter dans le canton. Octobre 1844.

pharmaciens résident au chef-lieu; des deux autres, le premier habite la commune de Sainte-Marguerite, et le second celle de Francheville. Comme dans presque tous les pays, le charlatanisme exploite la crédulité de nos habitants, qui semblent avoir une confiance aveugle dans des hommes qu'on peut appeler, à juste titre, le fléau de l'humanité. Pour détruire ce funeste préjugé, il serait nécessaire de créer, dans chaque chef-lieu de canton, des cours élémentaires d'anatomie, de physiologie et d'hygiène. Ils anéantiraient promptement le charlatanisme, en donnant des idées justes sur la connaissance du corps humain et les organes qui entrent dans sa composition, sur la manière dont s'opèrent les diverses fonctions de la vie et les principes généraux de médecine conservatrice. La meilleure loi répressive sur l'exercice de la médecine, c'est de mettre le public à même de juger par lui-même.

A Breteuil la manière de vivre ne diffère en rien de celle des autres endroits, la viande, la volaille, le gibier, le poisson et les légumes forment la base du régime de la classe aisée. Beaucoup d'habitants de la ville et presque tous ceux de la campagne ont l'habitude de se nourrir de porc salé une partie de l'année. Cette alimentation, fortement réparatrice, présente une grande ressource dans les pays où les hommes se livrent à de rudes travaux. La viande de nos boucheries est de bonne qualité, en abondance et d'un prix peu élevé, ainsi que tout ce dont on a besoin pour les usages de la vie. Notre boulangerie a beaucoup à envier aux autres villes, sous le rapport de la panification. Le cidre et le poiré sont la boisson habituelle de notre pays; on les boit purs, mais le plus communément mêlés avec de l'eau, parce qu'ils déterminent des vertiges, des étourdissements, puis l'ivresse. Les vins servis sur nos tables viennent du Mâconnais, de la Bourgogne, etc.; celui qui se vend dans les auberges, cafés, est récolté dans les environs de Dreux et d'Orléans.

On cultive avec succès le froment, le seigle, l'orge, l'avoine, les pommes de terre, etc. Dans les temps de disette, les indigents associent le blé à l'orge, et le plus souvent se nourrissent de farine de pois, aliment peu réparateur et d'une digestion très difficile.

La flore médicale des environs de Breteuil renferme un grand nombre de végéteaux, mais sans espèces rares. Sur l'étang de la ville, nous apercevons le nénuphar, dont les feuilles lustrées s'élèvent majestueusement au-dessus des eaux. L'*hattonia polustris*, remarquable par ses verticilles affaissées et la couleur purpurine de ses fleurs; l'*eriophorum polystachion* et *vaginatum*, les feuilles en dard et la corolle gracieuse de la sagittaire, puis la nombreuse famille des joncs et des laiches aquatiques.

Plus loin, dans la plaine et le long des chemins, c'est la famille des solanées, avec son odeur vireuse; celle des malvacées, avec ses tiges molles et douces au toucher; celle des borraginées, rude et hérissée de poils.

En parcourant les prairies et les bords de l'Iton, la famille des crucifères et celle des nymphéacées, charment nos regards par la variété de leurs nombreuses productions.

Dans la forêt, une plante à tige droite, velue, ornée de grandes feuilles ovales, blanchâtres et de fleurs rouges brillant du plus vif éclat, nous fait reconnaître la digitale pourprée. Auprès de la grande et de la petite centaurée, une odeur repoussante, jointe à des qualités âcres et caustiques, nomme la valériane, la cigüe, l'ellébore fétide et la renoncule scélérate.

L'eau de puits et de pompes dont on se sert à Breteuil, renferme beaucoup de sels calcaires. La trouvant ordinairement à une profondeur de dix à douze mètres, peu de personnes font creuser plus profondément pour aller jusqu'à la source, il en résulte alors que ces eaux proviennent des eaux pluviales qui filtrent à travers les terres, et cet état de choses nous explique pourquoi la plupart sont dures, crues, peu propres à la cuite des plantes légumineuses, et ne dissolvent pas bien le savon.

Les communes qui composent le canton de Breteuil, sont : au nord, le Chêne et Saint-Denis-du-Béhélan; au nord-ouest, Sainte-Marguerite-de-l'Hôtel, Guernanville et les Baux-de-Breteuil; au sud, Saint-Ouen, Saint-Nicolas-d'Attez et Cintray; au sud-est, Dame-Marie; au sud-ouest, Francheville, La Gueroulde; à l'est, Condé-sur-Iton; à l'ouest, Bémécourt.

Les communes du Chêne et de Saint-Denis, distantes la première de huit kilomètres de Breteuil, et la seconde de quatre, réunissent, par leur position et la fertilité du sol, les avantages d'un séjour favorable à la santé et d'une ressource qui est le partage des pays agricoles. En 1829, il y a régné une épidémie de maux de gorge, accompagnée d'une éruption miliaire. L'intensité de cette maladie était si grande et la marche si rapide, que ceux qui en furent atteints succombèrent promptement. Là, comme dans presque toutes les épidémies, la cause s'est dérobée aux recherches des observateurs, qui n'ont obtenu que d'impuissants résultats.

Sainte-Marguerite, Guernanville et les Baux n'offrent pas les mêmes conditions de salubrité. Situées à deux kilomètres les unes des autres, ces trois communes sont bornées par la forêt, qui, en empêchant l'air d'y arriver avec autant de facilité que dans un pays de plaines, les rend plus humides. Les habitants cultivent la terre et exercent le métier de sabotier. On y remarque peu d'indigents; tout le monde est laborieux et s'y procure de quoi vivre.

Dans la dernière de ces communes, au hameau de Sainte-Suzanne, une chapelle dédiée à cette sainte, attire une partie de l'année un grand concours de fidèles des populations voisines. Cet hommage de foi et de vénération remonte aux temps les plus reculés. Les uns viennent y chercher des consolations, les autres demander la force et le courage nécessaires pour supporter les événements qui nous arrivent en cette vie. Enfin, une mère vient y prier pour son enfant malade, un fils pour son père. Par la beauté de sa morale, qui nous commande le pardon et l'oubli des injures, la religion chrétienne inspire à tous les hommes les plus nobles et les plus vertueux sentiments. Pourquoi donc nous la montrer encore environnée de pratiques superstitieuses qui en dérobent la grandeur et la sublimité? Comme s'il ne serait pas plus convenable, dans l'état actuel de nos connaissances, de ne s'adresser qu'au bon sens et à la raison!

Saint-Ouen, Saint-Nicolas et Cintray sont situés le long de la prairie, à quatre kilomètres de Breteuil. Dans les deux premiers endroits, le terrain, qui est ferrugineux, contient abondamment du minerai de fer, qui s'exploite à ciel ouvert, et sert à alimenter les fourneaux de Breteuil et ceux qui en dépendent. On le trouve en fragments brisés par veines peu étendues, dans des sables rougeâtres, argileux et mêlés à des portions de calcaire siliceux, plus abondantes vers la superficie. Il existe à Saint-Nicolas, près l'ancien château de Mauny, un *Menhir*, ou pierre levée, de quatre mètres de hauteur, appelée dans le pays pierre de *Lagour*. Ces communes ne sont pas plus salubres que celles que je viens d'examiner, à cause des irrigations fréquentes de la prairie et des brouillards qui prédisposent aux inflammations des organes respiratoires.

Dame-Marie, situé dans un lieu assez élevé, à cinq kilomètres de Breteuil, est un pays sain et fertile. L'aisance règne parmi les habitants, tous agriculteurs.

Francheville et la Gueroulde, situés le premier à un myriamètre, le second à quatre kilomètres de Breteuil, sont les communes les plus pauvres du canton. Les habitants se livrent à la fabrication des ustensiles de fer de toute espèce; d'autres travaillent dans les forges et fourneaux.

C'est dans ces communes qu'apparaissent en automne ces fièvres intermittentes-tierces, dont l'opiniâtreté met à l'épreuve la constance du médecin. Liées le plus souvent à des maladies du tube digestif, à des altérations du foie et de la rate, elles se reproduisent sans cesse, s'il ne dirige son attention sur l'affection primitive qu'il importe avant tout de combattre.

Si, au nombre des maladies chroniques qui s'y rencontrent communément, on distingue surtout les scrofules, c'est que les habitants occupent des appartements étroits, humides et mal aérés. L'air qu'ils respirent, altéré par le mélange des matières qui s'exhalent autour d'eux, loin de vivifier les propriétés qui régissent notre économie, diminue peu à peu leur activité et finit par les réduire à un état complet d'atonie, en privant le sang des qualités essentielles à l'accomplissement des lois de la vie.

Sans parler des aliments indigestes dont ils se nourrissent, et de l'intempérance de quelques uns, leur santé reçoit encore de funestes atteintes par le voisinage de mares d'eau croupissante et de fumiers infects qu'ils laissent pourrir à leur porte.

Le bourg de Condé, distant de quatre kilomètres de Breteuil, est situé au confluent des deux bras de l'Iton et à la jonction des deux voies romaines. Le château nouveau, qui réunit les agréments de la chasse, de la pêche et d'une vue délicieuse, avait été donné par le roi d'Angleterre à Jean, évêque d'Evreux. Cette donation, plus tard, fut confirmée par Richard IV, roi d'Angleterre, au profit de l'évêque *Quarin de Cierrey*, et jusqu'à la Révolution de 1793, tous en firent leur maison de campagne. Aujourd'hui ce domaine appartient à M. Mosselmann (1).

Condé fixe l'attention des savants sous le rapport des antiquités qu'on y a déjà recueillies. Selon M. A. Leprévôt, il est probable que, si de nouvelles fouilles étaient faites, tant dans cette longue ligne de buttes, qu'on appelle dans le pays *les Montagnes*, que dans les environs, le Musée de notre département s'enrichirait d'objets extrêmement précieux pour ceux qui s'occupent de l'histoire du Moyen-Age.

Il y a peu d'indigents dans cette commune; une partie des habitants travaille à l'agriculture, l'autre au fourneau.

Bémécourt, distant de trois kilomètre de Breteuil et situé au milieu de la forêt, est, avec Francheville et la Guéroulde, le pays le plus pauvre du canton. On y travaille également le fer comme dans ces deux endroits. Le terrain qui le compose, dont l'humidité tient au voisinage de la forêt et au mauvais état des chemins, renferme,

(1) Le vieux château, qui a été visité par Sully et Mme de Sévigné, était depuis longues années dans un état affligeant de dégradation. Mais grâce au goût artistique du propriétaire, ce manoir féodal va reparaître avec ses murs crenelés, ses ponts-levis et ses donjons menaçants.

selon M. A. Passy (1), une espèce de concrétion, qui se forme en bloc ou en couche de trente-trois centimètres d'épaisseur environ, au-dessous de la terre végétale, qu'on appelle *Grison*. Son mode de formation s'explique par l'oxyde de fer contenu dans le sol qui, délayé par les pluies qui l'entraînent, lui donne une dûreté que de nouvelles pluies ne détruisent plus, et concourt ainsi à la production de cet agrégat.

A l'extrémité de cette commune, sur la route départementale de Breteuil à Rugles, on découvre un château que M. Laffitte, alors propriétaire de la forêt, fit construire en 1828. Aujourd'hui il sert de résidence à quelques employés de l'administration du domaine privé du roi.

Qu'il me soit permis d'être ici l'interprète des habitants de Bémécourt, en disant qu'ils garderont toujours le souvenir des nombreux bienfaits que M. Laffitte se plaisait à répandre au milieu d'eux. Si parfois l'ingratitude est la récompense de l'homme de bien, je puis donner l'assurance qu'en quittant ce pays, qu'il affectionnait, ce vertueux citoyen y a laissé plus d'un cœur reconnaissant.

ÉTAT

DE LA POPULATION DE CES COMMUNES ET LE NOMBRE DES PAUVRES.

—

	Habitants.		Pauvres.
Chêne. , ...	702	Sur ce nombre,	23
Saint-Denis.	206	—	2
Sainte-Marguerite. . .	1100	—	36
Guernanville.	302	—	8
Les Baux.	1621	—	9
Saint-Ouen.	351	—	6
Saint-Nicolas.	244	—	2
Cintray	618	—	3
Dame-Marie.	191	—	2
Francheville	1700	—	150
La Gueroulde	1202	—	40
Condé.	1133	—	17
Bémécourt.	838	—	45
Total des habitants.	10,208	Total des pauvres.	343

(1) Notice géologique sur le département de l'Eure.

En voyant le grand nombre d'indigents que renferment certaines communes, ne serait-il pas à désirer que nous vissions s'établir dans chacune d'elles des bureaux de bienfaisance pour l'extinction de la mendicité, lèpre honteuse qui avilit l'espèce humaine en tendant aux regards ses mains avides, ses haillons, ses infirmités. Pour assurer le succès d'une entreprise aussi belle que généreuse, nous ne doutons pas que tous les amis de l'humanité ne s'empressent de seconder de tous leurs efforts cette œuvre philantropique; car il n'y a pas seulement d'écho en France, quand on y prononce les nom d'honneur et de patrie, mais encore toutes les fois qu'il s'agit de venir au secours de l'infortune.

Température de l'air de la ville de Breteuil, ses variations et influence de l'étang, des fossés et de la prairie sur la constitution des habitants.

Les variations de l'atmosphère, qui ont lieu à certaines époques de l'année, déterminent sur l'organisme une impression profonde et vivement sentie de chaleur et de froid. Considérée d'une manière générale, le terme moyen de la température de Breteuil est de neuf degrés, thermomètre centigrade. Dans l'hiver, pendant les mois de décembre, janvier et février la hauteur est de 2 à 3 degrés—0, et plus souvent au-dessous qu'au-dessus. Le 24 décembre 1840, on a compté 17 degrés au-dessous de zéro, et quelques jours après, le dégel étant survenu, il est remonté à 5 + 0. A partir de ce moment, il se déclara un grand nombre de pneumonies, particulièrement dans la commune de la Guéroulde, et toutes, excepté une, eurent une heureuse terminaison. Dans le mois de mars, le thermomètre s'élève à la hauteur de 7, 8, 9, 10 degrés + 0, et même plus. Et le matin, lorsqu'il fait froid, la liqueur se rapproche de zéro. Dans le mois de mai, la température présente de grandes inégalités; la liqueur, concentrée quelquefois à zéro, s'élève ensuite avec plus ou moins de rapidité jusqu'à 24 degrés +. La chaleur moyenne est de 8 à 10, mais le plus ordinairement de 18 à 20. dans les mois de juin, juillet et août, le thermomètre varie de 12, 15 degrés à 24 et 25 + 0. Dans le mois de juillet, on l'a vu monter à 30. Au mois de septembre, il monte rarement au-dessus de

20 à 22 degrés, et descend quelquefois au-dessous de 10. Dans le mois d'octobre, la plus grande hauteur est de 18 degrés et l'abaissement le plus ordinaire de 18 à 20. En novembre, la liqueur se rapproche de zéro. De tous les agents physiques qui nous environnent, l'air tient sans contredit le premier rang. Lorsqu'il existe à l'état de pureté, il entretient la santé en fournissant à la respiration les éléments nécessaires à l'influence réciproque de l'organe circulatoire sur l'organe nerveux, et de celui-ci sur les instruments respiratoires et circulatoires. Mais il s'en faut de beaucoup que les principes constituants de ce fluide n'éprouvent aucune espèce de variation ; car leur action sur notre économie serait toujours la même, et il est loin d'en êtreainsi. Son refroidissement, sa chaleur, son humidité, enfin les émanations dont il est chargé, tout contribue à en faire une source fréquente de maladies. Dans un pays tel que le nôtre, il subit de nombreuses modifications, 1° des émanations de l'étang du Fourneau, 2° des fossés, 3° de la prairie.

L'étang, situé à l'ouest de la ville, contient environ quinze hectares ; plus des trois quarts sont recouverts par des joncs. La partie du nord-ouest est presque à sec, de manière qu'il existe en cet endroit un marais infecte, dont les émanations seraient beaucoup plus dangereuses pour la ville, si les arbres de la forêt qui l'avoisine, ne neutralisaient leur action méphitique. M. Castel, pharmacien, a reconnu que l'eau fournissait à l'analyse des hydrochlorates et sulfates de chaux, en employant les divers réactifs suivants : nitrate d'argent, précipité blanc, peu abondant, soluble dans l'ammoniaque et insoluble dans les acides étendus. Muriate de baryte, précipité blanc abondant, insoluble dans l'acide nitrique ; oxalate d'ammoniaque, précipité blanc ; sirop de violette, ne verdit ni ne rougit ; acétate de plomb, précipité blanc abondant ; prussiate de potasse, rien ; ce qui indique qu'il n'existe pas de sel de fer, de cuivre, etc. — au moins des cinq dernières classes. Cet expérimentateur n'ayant pas dans le moment à sa disposition d'hydrochlorate de platine, n'a pu reconnaître s'il existait des sels de potasse ou de soude, ce qui n'est pas bien nécessaire ; car on n'en trouve jamais en assez grande quantité pour donner lieu à des accidents fâcheux.

Quoique cette eau n'offre pas l'aspect limoneux et ne soit pas corrompue comme celle des fossés, elle n'en est pas moins une cause incontestable d'insalubrité. Souvent, très basse en été, il s'élève matin et soir une vapeur d'une odeur désagréable, nauséabonde, qui s'étend dans l'atmosphère et suit la direction du vent. De plus, les joncs qui pourrissent entrent en putréfaction et laissent dégager des gaz impropres à la respiration. Nous devons donc admettre que l'étang concourt à rendre plus malsain l'air au milieu duquel nous vivons, que la chaleur est rarement considérable et le froid quelquefois très vif, parce que l'humidité, se joignant toujours à l'un et à l'autre, tempère le premier et augmente le second.

Les fossés sont situés au nord de la ville, et se dirigent de l'ouest à l'est. L'eau qui les alimente vient de l'étang dont il a été parlé. Comme toutes les eaux des rivières, elles contiennent des hydrochlorates, des carbonates, des sulfates de chaux, etc. M. Castel, qui a également eu l'obligeance de la soumettre à l'analyse, s'en est convaincu par les réactifs ci-après. Nitrate d'argent, précipité blanc, de chlorure insoluble dans l'acide nitrique étendu, et soluble dans l'ammoniaque; prussiate de potasse, rien. Eau de baryte, precipité blanc. Ce pharmacien y a reconnu une odeur d'ammoniaque et d'œufs pourris.

Cette eau, rarement renouvelée, principalement en été et en automne, finit par être dans un état de stagnation. Les animaux que l'on y jette et les matières végétales qu'elle contient, lui communiquent une odeur très fétide. Chargée d'une couche limoneuse formée de matières susceptibles de décomposition, ne pourrait-on pas penser que c'est sous l'influence de causes aussi délétères, que se développent ces dyssenteries, ces fièvres intermittentes épidémiques, que nous avons vu régner *quelquefois* dans notre pays.

La prairie, située au sud de la ville, s'étend d'un bout à l'autre. C'était un étang qui a été comblé. Elle est insalubre à cause des irrigations qui ont lieu. L'eau qui la recouvre, ne pouvant être absorbée en totalité, donne lieu à des émanations d'autant plus nuisibles pour la ville, que les terres qui la composent ont été apportées et renferment des matières animales et végétales.

De ce qui précède, il faut en conclure que le meilleur moyen d'assainir les fossés serait de renouveler l'eau en été, au moins tous les huit jours, d'empêcher d'y jeter des animaux, et si une partie de l'eau que l'on emploie à l'irrigation de la prairie était lâchée dans les fossés, nous aurions de cette manière un double moyen d'assainissement.

De l'Humidité, des Vents et de l'Électricité.

Les émanations de l'étang, des fossés et de la prairie, qui donnent lieu à une grande quantité de vapeurs, nous expliquent la cause de l'humidité que nous ressentons à Breteuil. Comme partout ailleurs, elle est variable et appréciable par son action sur nos organes. Il eût été utile de joindre à cet article, des observations hygrométriques sur l'état de l'air de la ville; mais des circonstances imprévues ne m'ont pas permis de continuer des expériences déjà commencées.

Pour se faire une idée de la quantité d'eau, réduite en vapeurs aux différentes époques de l'année, il faut savoir qu'à 11 degrés du thermomètre, et 82 de l'hygromètre, la quantité de vapeurs est de 8,6 millièmes de l'air en volume, les 5,4 en poids, et 6,7 grammes par mètres cubes, et que l'évaporation enlève à l'eau chaque année, une couche que l'on peut estimer à un mètre d'épaisseur.

Cette eau réduite en vapeurs, flottant dans les régions élevées, forme les nuages qui ne sont que des brouillards, renfermant quelquefois des exhalaisons dangereuses et des principes délétères, causes fréquentes de maladies et d'épidémies. Ils offrent divers degrés de densité, de consistance et se montrent chez nous en automne et en hiver, lorsque la température est douce. C'est le soir, de sept à huit heures, qu'ils plongent la ville dans l'obscurité. Ils sont plus épais, plus abondants dans le quartier du Fourneau, dans la rue qui conduit à la route de Verneuil, et le long des fossés, qu'au centre de la ville, l'humidité qu'ils occasionnent s'attache aux murailles des maisons, les détrempe et pénètre par la moindre ouverture dans les appartements, qu'on ne peut que très difficilement soustraire à leur action.

La direction des vents est importante à connaître sous le rapport de l'hygiène publique. En rendant nos terres plus tardives à féconder, les vents du nord qui sont prédominants donnent au corps de la vigueur, de l'agilité et fortifient le tempérament; ceux du nord-ouest qui surviennent au printemps, et qu'on appelle *Vents Roux*, détruisent souvent les fleurs dont les poiriers et les pommiers sont chargés et arrêtent la végétation dans son développement. Les vents du sud-est qui souflent en été, nous procurent de la chaleur et de la sécheresse; mais après plusieurs jours de durée, ils font élever promptement des orages, des tempêtes qui endommagent nos récoltes.

D'après les considérations, dans le détail desquelles je suis entré au sujet de la ville de Breteuil, je puis résumer ainsi l'application qu'il me reste à en faire. Les vents du nord, du nord-ouest et de l'est sont les plus favorables, parce qu'ils traversent des plaines et une forêt qui jouissent de certaines conditions de salubrité, tandis que les vents du sud et de l'ouest traversent, le premier la prairie, et le second l'étang avant d'arriver sur la ville. La forêt, sous le rapport de sa position nous offre de l'avantage; outre qu'elle enrichit l'air d'une quantité prodigieuse d'oxigène, lorsqu'elle est frappée par les rayons du soleil, elle diminue encore pendant l'hiver l'intensité du froid, soit en développant du calorique, soit en diminuant la violence et l'impétuosité des vents; cependant ces avantages sont loin d'être compensés par l'humidité qu'elle produit dans certaines communes.

L'électricité joue un rôle trop important dans la nature pour que je puisse me dispenser de parler de ses effets. Lorsqu'elle est accumulée en quantité suffisante, la matière électrique produit instantanément la mort, tandis qu'à de moindres degrés, elle modifie puissamment notre organisation. Comme tous les êtres dans la nature, l'homme possède du fluide électrique et est soumis à son influence. Que de fois n'avons-nous pas vu, à l'approche d'un orage, des personnes atteintes de violents maux de tête, d'autres éprouver une gêne plus ou moins considérable de la respiration, tous les êtres semblent en ce moment plongés dans un état d'asphyxie : le système nerveux, électrisé d'une manière opposée à l'électricité de l'atmosphère, fait ressentir dans tout l'organisme une espèce de commotion qui change le mode de vitalité; les nerfs qui émanent en grand nombre du cerveau, nous expliquent pourquoi cet organe est spécialement le siége de ces phénomènes. Les irradiations nerveuses qu'il envoie à tous les viscères, nous font concevoir la sympathie qui l'unit à eux, et comment les orages sont si funestes aux malades. Si le cerveau éprouve les effets de l'électricité, à l'instant même elle parcourt l'économie tout entière, pour venir frapper à la fois tous les organes soumis à sa volonté; elle vole comme la pensée; le système nerveux lui sert de route : alors ces mêmes organes, obéissant à sa puissance magique, et n'ayant plus assez de force pour réagir, tombent dans un état de prostration dont le mode d'action nous est totalement inconnu.

Le peu de fréquence des orages à Breteuil s'explique par le voisinage de la forêt, sur laquelle ils tendent à se porter. Les arbres, par leur hauteur pénétrant profondément dans le sol, seraient de véritables paratonnerres, s'ils étaient meilleurs conducteurs, et s'ils offraient à la matière électrique un écoulement assez rapide. Les hommes et les animaux meilleurs conducteurs que les arbres, sont exposés, en se réfugiant sous ceux-ci, à être frappés de la foudre, parce que le fluide électrique, après avoir été attiré par le sommet de l'arbre, se reporte sur eux de préférence.

Toujours de courte durée, c'est dans les mois de juin et juillet que les orages grondent communément; par suite il tombe quelquefois de la grêle qui détruit une partie des récoltes, ainsi que nous avons pu faire la triste observation en 1839. De même la foudre éclate à Breteuil et en plaine campagne, mais il est vrai de dire que c'est sur la forêt qu'elle exerce presque chaque année ses plus grands ravages.

Caractères physiques et moraux des habitants de Breteuil et de la campagne.

Les habitants de Breteuil offrent en général les attributs du tempérament lymphatique ou qui tend à le devenir. Leur constitution est faible et le système musculaire peu prononcé. Le tempérament sanguin n'étant pas predominant, les maladies propres au système lymphatique sont celles qu'on observe communément, le peu d'activité de la circulation donnant au pouls de la lenteur et de la petitesse, détermine chez ces habitants un état de langueur qui leur est habituel. Les facultés digestives se font favorablement, l'appétit est bon et les disgestions difficiles. La transpiration se montre peu abondante, bien qu'il y ait une augmentation de sérosité dans le tissu cellulaire sous-cutané, cause prédisposante de l'œdématie des membres chez les personnes avancées en âge. Les sécrétions des membranes séreuses et celles des reins sont faciles; celles des membranes muqueuses qui ne jouissent pas d'une activité aussi grande, nous démontrent la fréquence des hydropisies.

Sans avoir l'esprit très cultivé et l'imagination brillante, les habitants de Breteuil ont les fonctions intellectuelles développées, et se font remarquer par un jugement bon, sûr et une mémoire excellente.

Les désordres de l'intelligence s'observent d'une manière variable chaque année. Pour donner une idée exacte de la fréquence de cet entraînement irrésistible au meurtre de soi-même ou d'autrui, je crois devoir énumérer le nombre des crimes et suicides qui ont eu lieu à Breteuil et dans le canton, depuis 1835 jusqu'à 1841, avec l'indication des motifs qui ont pu y porter les individus.

TABLEAU

DES CRIMES ET SUICIDES DE 1835 A 1841.

MOIS ET ANNÉES.	CRIMES OU SUICIDES.	COMMUNES.	CAUSES.
Mars 1835.	Infanticide.............	Gueroulde.....	Dépravation des mœurs.
Août 1835.	Homicide par coup de fusil tiré à bout portant.....	Francheville...	Soupçons d'adultère.
Août 1835.	Suicid. par coup de pistolet.	Cintray.......	Violents chagrins.
Décembre 1835.	Asphyxie par strangulation. — Suicide.......	Condé........	Violents chagrins, par suite de mauvais traitements.
Mars 1839.	Assassinat d'une femme par son mari.........	Condé........	Funestes effets de l'ivrognerie.
Août 1839.	Asphyxie par submersion. — Suicide...........	Condé........	Monomanie instinctive (1).
Août 1839.	Asphyxie par submersion. — Suicide...........	Ste-Marguerite.	Violents chagrins.
Octobre 1839.	Asphyxie par submersion. — Suicide...........	Breteuil.......	Monomanie instinctive.
Janvier 1841.	Asphyxie par submersion. — Suicide...........	Breteuil.......	Monomanie instinctive.

(1) On appelle *monomanie instinctive*, celle dans laquelle la volonté seule est lésée et ne peut plus sauver le malade d'actes que sa raison condamne, qui sont en désharmonie avec ses plus chères affections, mais auxquels le porte, malgré lui, une impulsion irrésistible. (Esquirol.)

Jamais, à aucune autre époque, les journaux n'ont eu à enregistrer autant de suicides. Le nombre en est effrayant et s'accroît chaque jour de plus en plus. Cet ennui, vague et non raisonné de vivre qui porte l'homme à se tuer, prend sa source ou dans la violence des passions ou dans un état morbide du cerveau. Une mauvaise éducation, le matérialisme, le fanatisme religieux, la haine, la jalousie, un amour malheureux, les bouleversements politiques, le désœuvrement, l'envie, l'ambition déçue, les revers de fortune, le jeu, l'amour-propre humilié, les chagrins domestiques, la misère, forment le sombre tableau des causes morales du suicide.

La loi commune qui nous illumine en venant au monde, prescrit à chacun d'observer, de maintenir l'ordre de la nature et nous défend de la troubler. Cette lumière intérieure assure des jours heureux à ceux qui suivent directement le chemin de la droiture, de l'honneur et de la probité. Mais beaucoup s'en écartent pour se lancer aveuglément à travers les orages et les passions de la vie. Sourds aux conseils de l'amitié et à la voix de la raison, ils s'abandonnent avec une coupable insouciance aux caprices, à l'inconstance du sort, qui prend plaisir à renverser leurs projets, à détruire leurs espérances et à leur faire éprouver les plus amères déceptions. Dès lors, un profond désespoir les plonge dans une affreuse mélancolie; le caractère s'aigrit, devient irrascible, et un dégoût insurmontable de la vie les conduit au suicide.

Le meurtre de soi-même est contraire aux lois divines et humaines.

Aux lois divines, car en s'attribuant un pouvoir illicite sur la vie, l'homme s'arroge un droit qui n'appartient qu'à Dieu qui nous a créés; c'est lui qui a fixé le commencement de notre vie, c'est à lui d'en déterminer la fin. Nous devons donc rester à notre poste, quelque périlleux qu'il soit, jusqu'à ce qu'il convienne à celui qui nous y a mis de nous en faire sortir.

Aux lois humaines, car en nous mettant au monde, nous avons été établis en société. C'est donc par la société et dans la Société que nous conservons l'existence. Or, comme nous lui appartenons, c'est un crime énorme de se donner soi-même la mort, parce que nous la privons d'un de ses membres.

Quant à l'*homicide*, peut-on déterminer si l'individu qui l'a commis jouissait dans le moment du crime de l'intégrité de ses facultés intellectuelles?

Pour résoudre cette question complexe et obscure, lorsqu'il est appelé devant les tribunaux, le médecin examine avec la plus scrupuleuse attention les faits qui se rattachent à l'accusé, à ses antécédents et à ceux de sa famille; il démontre aux magistrats, aux jurés, qu'un homme d'un tempérament mélancolique, qui n'a jamais donné de preuves de folie pendant sa vie, peut tout à coup, par une impulsion aveugle, être privé de la raison, se porter aux plus déplorables excès, et ne pas être coupable comme celui qui a agi sous l'influence d'un mauvais caractère, et qui simule la folie pour se faire excuser.

Puisque chaque pays exerce une influence particulière aussi bien sur le moral que sur le physique de l'homme, je vais essayer de dépeindre le *Bretolien*, tel qu'il nous apparaît dans la vie privée.

Actif et intelligent, le travail est pour lui un besoin de tous les instants. L'ordre et l'économie qui règnent dans sa maison, annoncent qu'il songe à l'avenir et au bonheur de ses enfants. Aimant à jouir des douceurs de l'intimité du foyer domestique, il fréquente peu les lieux publics, ou s'il y va, c'est plutôt par occasion que par habitude; dans ses relations amicales, il y apporte une réserve, éloignée de cette franche cordialité et de cet enjouement réservés à d'autres pays plus fortunés, où les bals, les cercles, les réunions convient tout le monde au plaisir, sans distinction de rang et de fortune. Capricieux, enthousiaste dans ses affections, il se laisse facilement tromper par les dehors séduisants de l'adulation et le prestige de certaines renommées acquises par le charlatanisme et la bassesse. Dans son commerce, son industrie qu'il s'efforce d'étendre de plus en plus, il montre une aptitude et une loyauté que personne n'a le droit de contester; l'ambition est chez lui une passion dominante, mais c'est pour essayer de mieux faire que ses confrères, et non pour chercher à leur nuire et déverser sur eux le blâme, la calomnie. Du moins si par une déplorable exception quelques uns de nos concitoyens ont été poursuivis par la haine de cet esprit de rivalité et de coterie, qui divise trop souvent les habitants d'une même cité, ne serait-ce pas à cause de leur probité consciencieuse qui semble porter ombrage à des misérables, habitués à passer leur vie au milieu des plus lâches intrigues, et de la plus honteuse immoralité. On peut reprocher à la classe ouvrière la mauvaise habitude de boire de l'eau-de-vie le matin à jeun; cependant il faut ajouter que l'ivresse est plutôt accidentelle qu'habituelle à Breteuil, et que l'intempérance ne doit pas être reprochée à ses habitants.

Homme politique, le Bretolien veut la gloire, l'indépendance de son pays; dévoué au gouvernement constitutionnel, soumis à ses institutions et aux lois qui le régissent, il ne demande que le maintien d'une paix honorable et la diminution des charges énormes qui pèsent depuis trop longtemps sur lui.

Les femmes, en général, offrent de la fraîcheur et des formes gracieuses. Leur mise est élégante et recherchée. Peu soucieuses des plaisirs du monde, elles se livrent à l'occupation de leur sexe et élèvent elles-mêmes leurs enfants. Presque toutes remplissent avec un dévouement admirable ce devoir sacré que la nature impose, et transmettent ainsi avec leur lait, la pureté de leurs mœurs, l'aménité de leur caractère et la force de leur constitution : vertus sublimes d'une mère! L'homme ne peut que vous admirer et vous bénir, car pour vous comprendre, il lui faudrait le cœur d'une mère, pour voir ce qui se passe au fond de votre âme, et il n'a que celui d'un fils pour celle que le ciel lui a donnée.

Éclairé sur ses intérêts et désireux de marcher sur les traces de sa famille, l'habitant de la compagne pousse l'économie jusqu'à l'avarice (1). Impassible, indifférent pour tout ce qui ne le concerne pas, l'égoïsme est un de ses plus grands défauts. Heureux, adroit en affaires, il sait cacher, sous une apparence de bonhomie et de simplicité, sa finesse et sa position prospère. Défiant jusqu'à l'excès, payez-le promptement, si vous êtes son débiteur, parce qu'il n'aime pas à faire crédit. A-t-il besoin de vos conseils, de votre intervention? il se hâte de venir vous trouver pour vous exposer longuement ses inquiétudes, ses embarras, puis solliciter votre protection, et après vous être empressé de lui rendre service, le plus grand nombre ne se donne pas la peine de vous adresser un remercîment. Dans d'autres circonstances, croit-il avoir sujet de se plaindre de vous! oh! alors, n'attendez rien de son indulgence; au contraire, il prend plaisir à blâmer, à dénaturer les actes de votre conduite; et si quelqu'un rend hommage à votre zèle, à votre savoir, à votre désintéressement, il se récrie, en disant, que le premier venu mérite bien mieux que vous. C'est ainsi que le mauvais exemple, le manque d'éducation et l'intérêt personnel, détruisent en nous les vertueux penchants, et nous excitent au mal, dans l'intention de nuire à nos semblables, que nous devrions aider et protéger.

Mœurs des ouvriers de fourneau et des ouvriers ferronniers.

Les hommes de chaque profession ont des mœurs, un genre de vie, des habitudes qui ne permettent pas toujours de les réunir dans une même esquisse; c'est la position dans laquelle je me trouve pour l'ouvrier de fourneau et l'ouvrier ferronnier dont je dois raconter la vie, les privations et les fatigues.

La marche du premier est lente et paraît mal assurée. Son teint pâle, le peu de saillie des muscles et une sorte de mélancolie décèlent un état de maigreur et de faiblesse. Obligé de respirer une

(1) Pour éviter une interprétation fâcheuse, je dois prévenir que cette esquisse des habitants de la campagne, et celle des ouvriers ferronniers qui va suivre, représentent l'etat moral d'un grand nombre d'entre eux, mais qu'elles ne sont pas à beaucoup près applicables à tous.

atmosphère chargée de molécules irritantes (1). Souvent le timbre de sa voix change et devient rauque. La nuit comme le jour, malgré les intempéries de l'air, il faut qu'il se rende au fourneau dont sa demeure se trouve parfois très éloignée, qu'il traverse la forêt, et pour le guider dans les sentiers tortueux qui la sillonnent en tous sens, qu'il s'achemine une lenterne à la main. Arrivé, il s'empresse de reprendre ses travaux avant d'avoir pu se remettre des fatigues de la veille. Occupé huit à dix heures sur vingt-quatre, le mouleur supporte pendant qu'il coule une chaleur assez élevée pour faire entrer le fer en fusion. Le courage, la persévérance et l'abnégation de soi-même, voilà des qualités morales que personne ne possède à un plus haut degré que ces ouvriers bien dignes d'intérêt. Ces hommes, plus grands buveurs que grands mangeurs, montrent de la brusquerie dans leurs manières, mais sous ce ton de rudesse, ils cachent des sentiments élevés et un bon cœur.

L'ouvrier ferronnier a la peau recouverte d'une couche d'un aspect noir, la poitrine étroite, le dos voûté, l'épaule droite plus grosse que la gauche, des bras développés, de larges mains et des jambes grêles et crochues; tel est l'ensemble des caractères physiques qu'il doit au genre de travail auquel il se livre.

A peine si cet ouvrier envoie ses enfants à l'école le temps nécessaire pour apprendre à lire et au catéchisme pour faire leur première communion, tant il lui tarde de les mettre à l'ouvrage. Dès l'âge de huit à dix ans, il les place dans une boutique en qualité de souffleurs, où ils sont quelquefois en bute à de mauvais traitements. Leur position misérable, la volonté impérieuse de leurs parents font naître en eux toute la résignation dont ils ont besoin pour passer ces jours de labeurs et de souffrances. En avançant en âge, ils parviennent à devenir excellents ouvriers et à gagner suffisamment pour les tirer de la misère. Mais pourquoi faut-il que le plus souvent, de funestes conseils et de pernicieux exemples leur fassent contracter des habitudes vicieuses, eux qui seraient laborieux et d'une conduite irréprochable.

Mariés, ils se livrent pendant la semaine avec ardeur au travail. Si le temps n'a pas mûri leur raison, le dimanche une fois arrivé,

(1) Les ouvriers de fourneau les plus exposés à l'inspiration des matières siliceuses sont : 1° les *mouleurs*, ceux qui coulent les marchandises; 2° les *broyeurs*, enfants de dix à douze ans et plus, qui écument le fer pendant le coulage, battent le sable et le mouillent pour remplir les moules; 3° les *déchargeurs de charbon;* 4° enfin les *rapeuses*. Ce sont des femmes qui, à l'aide d'une râpe, enlèvent le sable cuit qui entoure les marchandises nouvellement coulées.

ils ne pensent plus qu'à satisfaire leurs penchants et vont dans un des nombreux cabarets du village, consommer leur salaire de la semaine, unique moyen d'existence de leur femme et de leurs enfants. Ils ne songent pas qu'ils manquent de pain, qu'ils n'ont plus de vêtements pour se couvrir et qu'eux-mêmes ont partout des dettes à acquitter. Ni les sollicitations, ni la vue de leurs enfants venant implorer des secours, ni les engagements qu'ils ont pris envers leurs créanciers, rien ne peut les retirer de ces lieux de débauches; non! ils n'en sortiront que lorsqu'ils auront absolument tout dépensé.

C'est avec un sentiment de regret profond que je me suis vu forcé à révéler une aussi triste vérité. Mais toutes les fois que l'homme vient à oublier ce qu'il se doit à lui-même, que rien ne l'attache plus au monde et qu'il sacrifie tout à ses passions, il est permis à un médecin d'élever la voix pour le rappeler à ses devoirs en lui citant ces belles paroles du *docteur Hay* sur la tempérance : O Déesse bienfaisante, que tu es digne de nos hommages? car c'est toi qui écartes les maladies, qui protéges la beauté, qui prolonges la vie, qui assures les plaisirs, qui fais prospérer le travail, qui gardes nos personnes, qui préserves notre entendement, qui perfectionnes toutes nos facultés intellectuelles et soutiens toutes nos vertus?

De la taille de l'Homme et de ses différences dans chaque Commune du Canton.

La taille de l'homme diffère non seulement dans chaque département, mais encore elle varie chez les habitants d'un même canton, dont une partie offre quelquefois une taille élevée, et l'autre, des hommes petits et rabougris. Notre canton peut être cité comme une preuve frappante de cette vérité, et confirme l'exactitude des savantes et laborieuses recherches de *M. Villermé*. Tout ce qui amène la pauvreté, la répand ou l'entretient, a pour effet, dit cet académicien, de diminuer la stature commune, de retarder le développement du corps, et même d'augmenter la proportion des infirmités; et qu'au contraire, tout ce qui entretient l'aisance ou la rend plus générale, a pour effet d'accroître la taille commune, de diminuer le nombre des infirmes et des difformes.

Le tableau suivant, qui est un relevé des jeunes gens toisés le jour du tirage pendant un espace de six années, vient préciser ces faits, rendre plus exacte la différence de taille qui existe entre les habitants de chaque commune de notre canton, et nous permettre d'établir des proportions relatives qui nous donneront une connaissance positive de l'influence des localités et des professions.

Pour avoir une proportion moyenne de la taille des jeunes gens de notre canton, j'ai pris le minimum et le maximum de chaque année, en divisant la somme des tailles par le nombre des individus. Ainsi, en résumant ce tableau, le minimum de la taille est de 1,593, pour les communes de Bémécourt, Francheville, Guernanville, Breteuil et Condé, toutes classées d'après leur ordre d'infériorité. De 1,627, pour celles du Chêne, Saint-Denis, Sainte-Marguerite, Saint-Nicolas, Saint-Ouen, Cintray, Dame-Marie et la Gueroulde. Le maximum est de 1,707, pour les premières, et de 1,737, pour les secondes. La commune de la Gueroulde, qui a fourni le minimum le plus élevé, se trouve la dernière pour le maximum qui ne va pas au delà de 1,684.

Ce résultat ne doit laisser aucun doute sur l'influence que les localités, la nourriture, le genre de travail et les circonstances, qui amènent l'aisance ou la pauvreté, apportent dans les différences de la taille. Envisagée sous le rapport de la santé, des infirmités, l'observation nous donne des conclusions absolument les mêmes, ainsi que le démontre le tableau ci-après, qui est un extrait des délibérations du conseil de révision, pendant ces six années.

TABLEAU

DES DÉLIBÉRATIONS DU CONSEIL DE RÉVISION.

COMMUNES.	NOMBRE des JEUNES GENS.	NOMBRE des RÉFORMÉS.	DÉFAUT de TAILLE.	PRINCIPAUX CAS DE RÉFORME.
BRETEUIL.	58	18	1	Faiblesse de constitution.
CHÊNE ET S.-DENIS.	36	9	2	Difformités des pieds.
SAINTE-MARGUERITE.	40	14	2	Mauvaises dents, varicocelle, difformités des pieds.
GUERNANVILLE......	11	4	1	Hernies, difformités des orteils.
BAUX	50	14	4	Varicocelle, défaut de constitution.
S.-NICOLAS, S.-OUEN.	26	7	2	Difformité des pieds, varicocelle.
CINTRAY.	26	10	1	Mauvaises dents, varices, hernies.
DAME-MARIE.........	6	4	0	Surdité notoire, difformité des pieds.
FRANCHEVILLE	62	20	4	Défaut de constitution, perte des dents, varicocelle.
GUÉROULDE	42	18	2	Difformité de l'épaule, mauvaises jambes, faiblesse de constitution.
CONDÉ..............	42	9	3	Perte des dents, difformité des pieds.
BÉMÉCOURT.	30	14	1	Faiblesse de constitution, difformité de l'épaule et des pieds.
TOTAUX.....	429	141	23	

La différence qui existe dans l'élévation ou la petitesse de la taille et la cause des infirmités, sont subordonnées à des influences particulières, inhérentes aux professions et au pays. En plaçant un enfant dès l'âge de huit ans dans une boutique de ferronnerie pour tirer la bascule du soufflet une journée entière, on lui fait déformer les épaules, on épuise ses forces, on détériore sa santé par cet exercice prématuré ; de même, si à cet âge, encore tendre, il entre dans un fourneau comme *broyeur*, outre la fatigue d'un état qui, comme le premier, l'oblige à une station continuelle, il a le grave inconvénient de ne pas pouvoir toujours lui permettre de disposer du temps nécessaire pour réparer, par un sommeil paisible, ses forces épuisées, et il s'en suit que, faisant beaucoup de pertes et réparant fort peu, il tombe dans un état de dépérissement qui arrête le développement de sa constitution.

Pour me résumer, je dis que la misère, un travail prématuré, l'humidité du sol, les fièvres intermittentes peuvent être regardés comme les principales causes qui contribuent à rendre ces enfants chétifs, et à faire, de cette classe d'individus, des êtres rabougris, rachitiques et peu propres au service militaire.

C'est un fait incontestable, acquis désormais à la science, que la taille est moins élevée, dans les pays d'industrie, de manufactures, que dans les pays agricoles, et que les infirmités y sont aussi plus nombreuses.

Si, pendant une période de douze années, nous suivons la marche de la population, nous pourrons nous convaincre qu'elle a été en augmentant.

En 1812 et 1813, la commune de Breteuil comptait 1837 habitants, en 1818, 1888 ; en 1822, 1918 ; enfin, aujourd'hui, 2049. Ces faits nous prouvent jusqu'à l'évidence que la population s'accroît de plus en plus par l'influence de la civilisation. Cependant, les naissances diminuent tous les ans, car en 1780, on en comptait une sur vingt-huit ; aujourd'hui, on n'en compte plus qu'une sur trente. Cette différence vient de ce que les hommes sont plus forts, plus vigoureux et moins sujets aux maladies qu'autrefois ; vivant alors plus longtemps, il en résulte que les naissances diminuent en raison de la diminution de la mortalité.

Dans cet espace de temps, il y a eu à Breteuil 523 naissances :

Années.	Nombre de naissances
1812	46
1814	48
1815	46
1818	45
1820	56
1822	48
1824	47
1826	42
1828	42
1829	41
1830	41
1832 (1)	21
TOTAL...	523

Sur ce nombre, il faut compter dix-neuf enfants naturels, sept du sexe masculin, douze du sexe féminin.

L'année 1820 est celle qui a fourni le plus de naissances ; pour les autres, le nombre se trouve à peu près égal.

Les pauvres, dit-on, font plus d'enfants que les riches ; d'après M. Villermé, il y a une naissance sur trente-deux personnes du premier arrondissement de Paris, où les fortunes sont les plus considérables, et une sur vingt dans le douzième où la misère se fait le plus sentir. En appliquant ces recherches à notre pays, j'ai pu m'assurer que les communes de Francheville, la Gueroulde et Bémécourt, qui renferment le plus d'indigents, étaient celles aussi où il y avait le plus de naissances chaque année. Presque la moitié des habitants languit dans la misère, depuis plus de dix ans qu'ils ont à supporter l'énormité de l'impôt et sa répartition inégale ; ils ne peuvent acquitter cette dette envers le gouvernement, sans s'imposer eux

(1) L'année 1832 n'est pas complète ; elle ne va que jusqu'au mois de juin, époque à laquelle j'ai fait ces recherches.

et leur famille les plus dures privations. De plus, ayant à soutenir dans leur industrie une concurrence toujours croissante, ils sont obligés de donner à vil prix le fruit de leurs travaux et de leurs veilles. Qu'il est pénible de voir des hommes qui leurs doivent leur aisance, leur fortune, venir par un sentiment d'inhumanité insulter à la pauvreté de ces ouvriers laborieux ! Comme s'ils craignaient de les voir sortir de leur indigence, ils n'ont pas honte dans leur égoïsme de diminuer chaque jour leur salaire ; et si, cependant aujourd'hui, ils regorgent de richesses, à qui les doivent-ils? à ces malheureux auxquels ils font impitoyablement traîner une chétive existence.

En cherchant à nous expliquer la cause du grand nombre d'enfants qui naissent chez les habitants des pays pauvres, nous la trouvons dans la pauvreté même. En effet, comment n'en serait-il pas ainsi ? A peine entrés dans le monde où ils espéraient goûter le bonheur, ils n'y rencontrent que peines, misères et tribulations. Mais la nature qui veille sur nous avec une égale tendresse, a donné à l'homme un cœur pour aimer, et une compagne auprès de laquelle il puise les plus enivrantes émotions. L'amour, ce puissant mobile de nos actions, est un sentiment commun à tous les êtres qui allège le poids de nos douleurs, nous console dans l'adversité et nous fait oublier un instant la triste position où le sort nous a placés.

On a remarqué dans les communes citées plus haut, qu'il naissait plus d'enfants après une année de disette. Cette particularité confirme l'opinion que je viens d'émettre. Si la même observation ne s'applique pas aux autres communes, c'est que les habitants ont presque tous un coin de terre à cultiver, en tout temps et quoi qu'il arrive, ils peuvent toujours se procurer de quoi subvenir à leurs besoins ; tandis que les ouvriers n'ont que leur état qui, surtout depuis plusieurs années, ne peut suffire à l'existence de leur nombreuse famille.

L'agriculture précède l'industrie, dont elle est, pour ainsi dire, la mère. Partout où elle est en vigueur, son influence se fait ressentir. Le peuple est plus heureux, plus laborieux et moins sujet aux maladies épidémiques, que celui qui se trouve placé dans des conditions opposées. Moins porté aussi à la débauche et au libertinage, il jouit d'une meilleure santé et parcourt une plus longue carrière.

Pendant ces douze années, il est né à Breteuil 279 hommes et 244 femmes.

Années.	Hommes.	Femmes.
1812	28	18
1814	23	25
1815	26	20
1818	22	23
1820	27	29
1822	26	22
1824	26	21
1826	19	23
1828	26	16
1829	20	20
1830	23	18
1832	13	9
	279	244
TOTAL GÉNÉRAL.	523	

Le nombre des hommes dépasse ordinairement celui des femmes; il est pourtant des années où on observe le contraire, ainsi qu'en 1814, 1820, 1826.

D'après les recherches que j'ai faites sur l'époque des naissances, je suis arrivé à conclure que c'est en mars et en septembre que le plus grand nombre a eu lieu.

MARIAGES.

Dans l'espace de douze ans, le nombre des mariages s'élève à 179.

Années.	Nombre de mariages.
1812	15
1814	9
1815	29
1818	22
1820	7
1822	18
1824	13
1826	16
1828	11
1829	14
1830	13
1832	12
TOTAL.	179

L'âge ordinaire du mariage est, pour les femmes, de 16 à 18 ans, et pour les hommes, de 21 à 28. La moyenne des différences d'âge entre les époux est de cinq années. Proportion gardée, plus les femmes avancent en âge, plus elles recherchent des maris jeunes. L'âge du mariage s'arrête pour les femmes à 46 ans, et s'étend pour les hommes à 68. (VILLERMÉ.)

L'on se marie plus tôt dans les campagnes que dans les villes. Habitué à une vie douce et paisible, le cœur simple et naïf du villageois demande de bonne heure une compagne pour partager ses peines et ses plaisirs. Content de sa position, il n'aspire pas à sortir de son humble médiocrité. Tandis que le citadin, au contraire, dévoré par l'ambition et la soif insatiable des richesses, cherche, avant d'enchaîner sa liberté, à faire vanter ses talents, à agrandir sa réputation, dans l'espoir de parvenir plus facilement à faire un mariage qu'on appelle de convenance. Pourquoi craindre de l'avouer? dans ce siècle de progrès, ou, pour mieux dire, d'égoïsme, l'argent joue le rôle principal, les vertus domestiques, les qualités du cœur, sont comptées presque pour rien; en un mot, le mariage, ce lien si sacré, est, aux yeux de bien des gens, une spéculation comme une autre; spéculation honteuse, criminelle, qui ne laisse le plus souvent après elle que des remords affreux, des regrets éternels et des larmes à dévorer.

De nos jours, un luxe effréné gangrène toutes les conditions de l'échelle sociale. L'orgueil, la vanité qui ont remplacé l'antique simplicité de nos pères, amènent tôt ou tard notre ruine, lorsque nous voulons nous élever plus haut que notre fortune ne le permet, ou nous lancer dans des entreprises hasardeuses et téméraires. Possesseurs de biens déloyalement acquis, combien n'en voyons-nous pas qui bravent effrontément l'opinion publique par le faste qu'ils déploient et dont ils devraient rougir; d'autres, séduits par l'éclat éphémère des grandeurs, préfèrent contracter des dettes, dissiper leur patrimoine plutôt que de renoncer à leurs caprices, à leurs fantaisies et à leurs frivolités. Désireux de faire face à des dépenses ruineuses qui flattent singulièrement leur amour-propre, ils ont recours à d'honnêtes industriels, appelés usuriers, qui prétendent leur donner les preuves d'une haute considération et d'un vif intérêt en leur prêtant de l'argent au taux de trente pour cent. Fatal aveuglement de l'esprit humain, qui ne comprend pas que, sous les dehors de cette fausse philantropie, il y a quelque chose d'infâme qui nous avertit de douter quelquefois de la vertu de nos semblables et de songer à éviter leurs coups avant qu'ils n'aient eu le temps de frapper. En présence de ces vérités humiliantes et honteuses, cessons de paraître surpris de la multiplicité des catastrophes terribles qui viennent jeter la consternation dans nos pays, y détruire la confiance, le crédit et plonger dans l'indigence un grand nombre de familles, car seuls nous sommes coupables, tant que nous persisterons à nous laisser maîtriser par nos passions, qui commandent si despotiquement à notre cœur, et que nous ne ferons pas tous nos efforts pour les diriger vers le bien, c'est-à-dire vers l'utilité générale et particulière, nous en serons continuellement les jouets et les victimes.

De même que pour les naissances, il ne se fait pas autant de mariages qu'autrefois, puisque la mortalité est moindre. En 1780, il y avait un mariage sur cent onze personnes; aujourd'hui on en compte un pour cent trente-cinq, ainsi que quatre enfants par mariage.

DÉCÈS.

Pendant le même espace de temps, le nombre des décès s'est élevé à 548 : 288 hommes, 260 femmes.

Années.	Nombre des décès.	Nombre des hommes.	Nombre des femmes.
1812	56	30	26
1814	69	46	23
1815	39	22	17
1818	34	16	18
1820	64	33	31
1822	42	22	20
1824	37	20	17
1826	52	28	24
1828	46	22	24
1829	42	20	22
1830	45	19	26
1832	22	10	12
TOTAUX.	548	288	260
TOTAL GÉNÉRAL.		548	

Cinq cent vingt-trois enfants sont nés dans l'espace de douze ans, et la même période de temps lui ayant fait perdre cinq cent quarante-huit individus; le nombre de décès l'emporte donc sur celui des naissances de vingt-cinq. Ainsi, puisque la mortalité excède les naissances, on doit en tirer la conclusion que la population de Breteuil n'a pu s'accroître que par l'arrivée de nouveaux habitants.

C'est en 1814 et 1820 que la mortalité s'est fait le plus sentir. Il meurt ordinairement plus d'hommes que de femmes ; le contraire a eu lieu en 1818, 1828, 1829 et 1830.

Si la mort sévit plus particulièrement contre les hommes, c'est dans les excès de tout genre auxquels ils se livrent qu'il faut en rechercher la cause principale, et surtout à leur intempérance qu'on doit attribuer les maladies qui viennent les assaillir. L'habitude que beaucoup d'entre eux ont de boire de l'eau-de-vie le matin, à jeun, est une des productions les plus communes des affections chroniques de l'estomac et du canal digestif.

Buffon a constaté que, dans les campagnes, il succombait plus de femmes que d'hommes, à cause, sans doute, des travaux pénibles auxquels on les oblige de se livrer.

Plus un pays est pauvre, plus il y a de mortalité. M. Villermé a observé, qu'en 1811, il était mort à Paris, dans le premier arrondissement, un individu sur soixante-deux, et dans le douzième un sur quarante-trois. Bien que je ne possède aucun fait certain à cet égard, je sais que c'est à Francheville, la Gueroulde et Bémécourt qu'on compte le plus de malades chaque année, conséquemment de mortalité.

Des 548 individus qui ont succombé, 172 sont morts depuis le moment de la naissance jusqu'à vingt ans (sur ce nombre 27 enfants naturels) ; 187 de 20 à 60 ; enfin 189 de 60 à 92.

Années.	Depuis la naissance jusqu'à 20 ans.	De 20 à 60.	De 60 à 92.
1812	21	19	16
1814	25	19	15
1815	23	7	9
1818	9	17	8
1820	15	36	13
1822	8	19	16
1824	9	7	21
1826	12	13	17
1828	14	14	18
1829	11	8	23
1830	10	15	20
1832	5	3	14
TOTAUX.	172	187	187
TOTAL GÉNÉRAL.		548	

La mortalité est beaucoup plus grande chez les enfants trouvés que chez ceux qui sont élevés par leurs parents : on a calculé qu'il en mourait un sur neuf. Le prix que l'administration donne pour en prendre soin, ne suffit pas. Confiés à des personnes indigentes, elles les entassent au nombre de trois, quatre, dans des chambres humides et peu aérées ; couverts de vermine, par défaut de soins et de propreté, et n'ayant pour nourriture que de mauvais aliments, toujours en petite quantité, ces enfants ne peuvent parcourir une longue vie, puisque leurs faibles organes n'ont pas puisé les principes réparateurs nécessaires à leur développement ; aussi presque tous présentent le type de la constitution scrofuleuse.

Admission des enfants trouvés dans les Hospices qui leur sont consacrés. Mesures administratives.

L'admission des enfants trouvés dans les hospices qui leur sont consacrés, a lieu dans les trois circonstances suivantes :

1° Toutes les fois qu'ils sont abandonnés dans le tour ou à la porte de l'hospice, lorsqu'ils sont grands ; dans ce dernier cas, l'administration cherche à reconnaître les parents qui les ont abandonnés et ceux auxquels ils appartiennent ;

2° Lorsqu'ils sont nés à l'hospice et abandonnés là par leur mère, ou nés dans les prisons de parents détenus ;

3° Enfin, lorsqu'ils sont devenus orphelins, leurs parents étant morts dans un hospice.

Suivant les cas, on les admet aux frais du département de la commune ou de l'hospice.

Le conseil général de l'Eure a cru devoir voter la suppression de deux tours, sur quatre qui existaient (1) ; mais l'échange d'un département à un autre n'a pas encore reçu son exécution. Ces mesures administratives ont fait augmenter à l'hospice d'Évreux d'une manière variable, suivant les années, le nombre des enfants trouvés. Quant aux infanticides, les Andelys en a fourni un bon nombre depuis cette suppression, mais Bernay, où le tour n'a pas cessé d'exister, en a fourni tout autant. A Verneuil, il n'en a pas été constaté depuis cette époque.

(1) Bernay, Evreux, Andelys et Verneuil. Dans ces deux dernières villes, ils ont été supprimés.

Dans presque toutes les parties de la Erance, on a adopté la délibération prise par le conseil général de la Seine, au sujet de la suppression des tours et de l'échange des enfants d'un département à un autre. A l'exemple des économistes de l'école anglaise qui ont réclamé, en faveur de cette suppression, on a voulu, dit-on, empêcher le libertinage et favoriser l'accroissement de la population. Cependant, les recherches auxquelles s'est livré M. Villermé à ce sujet, l'ont porté à conclure, que le nombre des enfants trouvés ne tenait nullement au progrès de la débauche, mais à la diminution de la mortalité dans les maisons d'asile. Que le système d'échange des enfants d'un département à l'autre, outre qu'il avait le grave inconvénient de compromettre l'état civil de ces enfants et de mettre leur santé en danger, qui souvent ne résiste pas aux fatigues d'un long voyage, n'avait produit, d'après un rapport du préfet du Bas-Rhin, aucune diminution sensible dans le nombre des enfants trouvés ; que d'après cette disposition, plusieurs mères, il est vrai, avaient réclamé leurs enfants, mais que presque toutes les avaient replacés plus tard dans le tour. C'est d'après ces motifs, que le conseil général d'Ille-et-Vilaine, qui avait adopté le système des échanges depuis 1826, l'a repoussé en 1835, comme étant immoral et illusoire.

On lit dans la physiologie de *Richerand*, — que les recherches faites avec le plus grand soin sur les probabilité de la vie, portent à conclure : que le quart des enfants meurt dans les premiers onze mois de la vie ; le tiers, avant trois mois ; la moitié, à peu près avant d'avoir atteint l'âge de huit ans ; les deux tiers du genre humain périssent avant la trente-neuvième année ; les trois quarts, avant la cinquante-unième ; en sorte que, comme l'observe *Buffon*, de neuf enfants qui naissent, un seul arrive à soixante et dix ans ; de trente-trois, un seul à quatre-vingts ; tandis que, sur deux cent quatre-vingt-onze, un seul se traîne jusqu'à quatre-vingt-dix ans ; et enfin, un seul, sur onze mil neuf cent quatre-vingt-seize, languit jusqu'à cent ans.

Ces probabilités souffrent de nombreuses exceptions ; elles sont subordonnées aux pays, aux localités, au genre de vie, aux mœurs, à la position sociale, en un mot à une foule d'autres causes faciles à apprécier. La durée de la vie s'est accrue et s'accroîtra de plus en plus par les bienfaits de la civilisation et les progrès de la vaccine. bien que des préjugés absurdes règnent encore au sujet de cette découverte si précieuse pour l'humanité, il viendra un temps où toutes les mères s'empresseront de faire vacciner leurs enfants ; car, outre les encouragements que le gouvernement accorde à la vaccine, l'instruction qui répand ses lumières jusque dans les classes les plus obscures de la société, en multiplie chaque jour les moyens de bonheur, en développant l'intelligence, en rectifiant le jugement et en faisant sentir à chacun la nécessité de mettre de côté ses erreurs, pour accueillir avec reconnaissance tout ce qui peut contribuer au bien-être de tous.

Le plus grand nombre des décès a eu lieu à Breteuil, pendant douze années, en mars et en décembre.

L'homme accablé sous le poids des années ou d'une maladie de langueur, serait-il soumis à l'influence des saisons? Ses forces vitales épuisées forceraient-elles l'organisme à venir se briser contre les grandes variations de la température, qui ont lieu au printemps, ou contre un froid rigoureux qu'elles ne pourraient plus supporter, pour passer ensuite dans d'autres êtres, y apporter la nourriture et une vie nouvelle?

Prédominance des maladies selon les saisons.

Autant il serait ridicule de prétendre que toutes les maladies prennent leur source dans l'influence des localités, autant il serait peu raisonnable de ne pas vouloir convenir qu'elles exercent sur l'économie une action spéciale, qui imprime aux maladies un caractère particulier, suivant les saisons où on les observe. Ainsi les alternatives de chaud et de froid, qui ont lieu au printemps, font développer celles de l'appareil respiratoire et locomoteur, les fièvres intermittentes-tierces, les maladies éruptives, telles que la rougeole, la fièvre scarlatine, auxquelles il faut ajouter les hémorrhagies cérébrales.

Les saignées générales et locales sont les moyens ordinaires qui triomphent des maladies inflammatoires : et les fièvres intermittentes cèdent assez souvent à l'emploi des préparations de quinquina, surtout celles qui apparaissent au printemps.

Dans l'été, les maladies bilieuses et les phlegmasies des membranes muqueuses prédominent, après la terminaison de ces dernières, la convalescence est presque toujours prolongée par suite de la délébilité extrême du système musculaire qui produit une augmentation de sérosité dans le tissu cellulaire sous-cutané.

Dans les maladies bilieuses, les vomitifs réussissent très bien lorsqu'il y a des matières dans l'estomac, et les purgatifs, lorsqu'il y en a dans le gros intestin. Quant au traitement des fièvres typhoïdes, les uns vantent l'emploi des saignées, les autres des purgatifs. J'avoue que je regarde toute méthode exclusive comme un contre-sens en thérapeutique, parce qu'une maladie qui porte le même nom, est susceptible de prendre autant de formes que d'individus qu'elle affecte, et par conséquent repousse l'application d'une médication uniforme.

En automne, les fièvres intermittentes-tierces-quartes, s'observent communément. Au nombre des causes qui les produisent, nous devons ranger les émanations de l'étang, des fossés, l'humidité du sol, la mauvaise disposition des fumiers, la mal propreté des cours, le rassemblement d'individus dans un espace étroit, mal aéré, etc.

Dans la plus grande majorité des cas, les fébrifuges ont un plein succès; si quelquefois il en est autrement, cela tient à la nature des causes qui échappent à notre examen. La première indication consiste donc à porter sur elles toute notre attention, pour y soustraire les malades et leur procurer une guérison durable, car ces fièvres ne tardent pas à reparaître, malgré les préparations de quinquina employées sous toutes les formes.

En hiver, la diminution de la transpiration, l'augmentation dans la nourriture, le peu d'exercice que l'on fait, déterminent un état de congestion dans tout l'organisme qui donne aux maladies qui se développent dans cette saison, un caractère inflammatoire. — Diminuer la masse du sang, au moyen des émissions sanguines générales ou locales, diriger le traitement sur l'organe primitivement affecté, recommander l'exercice et une alimentation peu nutritive, tel est le but que se propose le médecin.

Un mot sur les causes des épidémies.

Si nous essayons d'approfondir les causes des épidémies, qui de temps en temps et à des époques non déterminées, attaquent dans le même lieu la presque totalité des habitants, nous devons avouer, que fautes de notions suffisantes sur la composition des atomes et des corpuscules malfaisants, qui dans ces circonstances, se mêlent aux parties constituantes de l'air atmosphérique, il règne sur cette importante question une obscurité impénétrable, qui jette l'esprit dans l'indécision et le vague de l'incertitude. Partagerons-nous l'opinion des médecins des quinzième et seizième siècles, qui rapportaient les maladies épidémiques aux grands phénomènes physiques de la nature, aux éruptions volcaniques, aux tremblements de terre, aux météores. Sans doute nous n'ignorons pas que certaines perturbations dans les éléments, ont été suivies d'épidémies de peste, de choléra, de rougeole, de dyssenterie, de croup, de coqueluche, etc. Mais nous savons aussi, qu'elles se sont fait ressentir un grand nombre de fois, sans que leur apparition ait donné lieu à l'une ou à l'autre de ces maladies, ce qui prouve qu'il existe dans l'air des causes prédisposantes, que la chimie n'a pu saisir, malgré les expériences minutieuses et multipliées des savants, anciens et modernes.

Aujourd'hui, comme au temps d'Hippocrate, n'hésitons pas à reconnaître que les épidémies ont quelque chose de divin, c'est-à-dire au delà de notre intelligence; quelque chose de particulier, c'est-à-dire en dehors de la physiologie et de l'hygiène ordinaires. A la vérité la science nous enseigne les moyens de prévoir, de prévenir, d'arrêter certaines épidémies, et de faire pour toutes ce qui est déjà fait pour quelques unes, mais s'imaginer qu'elle explique ce qui est inexplicable, ce serait nous croire maîtres de ce qui nous maîtrise; vaine et folle présomption?

Des maladies les plus communes à Breteuil et dans son canton.

PHTHISIE PULMONAIRE.

La température humide de Breteuil semble favorable au développement des tubercules pulmonaires, qui s'y observent assez fréquemment. Dans un mémoire lu à l'Académie royale de médecine, le 11 août 1838, M. le docteur Fourcault attribue la fréquence de la phthisie à la présence de l'humidité dans l'air, au défaut d'aération de la peau, à l'influence prolongée du repos, comme à toutes les causes qui diminuent l'activité des fonctions dépuratoires de la peau.

Cette observation, d'une application rigoureuse pour notre ville, nous explique pourquoi cette affection y est plus commune que dans les autres endroits de notre canton, et pourquoi elle attaque presque toujours de préférence, les personnes qui ont un état sédentaire, ou qui restent habituellement chez elles.

Le traitement hygiénique consiste à soustraire les personnes menacées de phthisie, à l'action des causes incessantes qui les environnent, il faut qu'elles habitent des plateaux secs, élevés et loin des lieux ombragés qui interceptent les rayons solaires.

Les tubercules, une fois formés, qu'elles n'hésitent pas à aller passer l'hiver dans les contrées méridionales de la France, où elles se livreront à des promenades fréquentes et à des distractions de tout genre; et quant aux moyens auxiliaires, palliatifs, qu'elles suivent les conseils d'un médecin, qui leur prescrira des médicaments connus pour avoir une action spéciale sur la poitrine; mais qu'elles n'ajountent pas si facilement confiance à toutes ces pâtes et sirops, dont les feuilles périodiques nous font chaque jour dans leurs annonces de complaisance un éloge ridicule. Car aujourd'hui, l'expérience a démontré que la plupart de ces prétendus spécifiques ont été inventés dans un autre intérêt que celui de l'humanité(1).

Une affection qui reparaît au printemps et en hiver, c'est l'*angine tousillaire*. Se présentant sous la forme épidémique, elle affecte presque toujours les deux amygdales à la fois, et attaque aussi fréquemment les hommes que les femmes.

A moins que la tuméfaction n'empêche les malades d'avaler, on ne consulte pas de médecin, l'on se contente de faire usage de boissons émollientes.

Comme dans toutes les parties de la France, la *grippe* s'est montrée épidémiquement deux fois dans notre canton, depuis 1833, à l'époque du printemps. Dans ce moment-là, tout le monde subit l'influence épidémique, à un degré plus ou moins prononcé. Néanmoins le principe miasmatique de cette maladie, m'a paru sévir primitivement et avec plus d'intensité sur les individus qui, par leur profession, étaient exposés aux influences atmosphériques. L'affection la plus grave qui vint compliquer la grippe, d'ailleurs fort bénigne, fut la pneumonie avec prostration des forces. Dans ce cas seulement, on envoyait chercher le médecin, qui s'en rendait facilement maître à l'aide de saignées générales, peu abondantes, du tartre stibié et de légers toniques.

(1) A Breteuil, où l'air est saturé d'humidité, j'avoue que nous traitons sans succès les cas nombreux de phthisie qu'on y observe. Dès que les premiers symptômes se développent, si, au lieu d'un traitement palliatif, toujours illusoire, il nous était toujours possible d'envoyer nos malades respirer l'air de la campagne, j'ai l'intime conviction qu'avec beaucoup d'hygiène et peu de médicaments, nous arrêterions la marche funeste d'une affection qui frappe la moitié de ses victimes, à l'époque de l'adolescence.

La *coqueluche* envahit souvent une commune entière, en frappant indistinctement tous les enfants. Toujours, je l'ai remarquée exempte de complications et suivie d'une heureuse terminaison.

Les saignées locales, les dérivatifs sur les extrémités, les narcotiques à l'intérieur et à l'extérieur, la belladone, surtout, est l'agent thérapeutique qui a le mieux réussi. La poudre de cette dernière plante, ainsi que je l'ai vue employer par mon premier maître, M. le docteur *Debreyne*, professeur de médecine pratique à la Grande Trappe, m'a procuré de nombreux succès. A l'exemple de ce célèbre praticien, je règle la dose sur le nombre des mois de l'enfant. Ainsi, un enfant de trente mois en prend quinze décigrammes, divisés en douze paquets égaux, dans l'espace de douze jours, c'est-à-dire un paquet par jour, en trois fois, délayé dans une cuillerée de lait sucré (1).

Le *croup* est peu commun dans notre canton, ce qui paraîtrait être en opposition avec les influences atmosphériques qui exercent une action non douteuse sur sa production. Malgré que cette affection soit le plus souvent épidémique, je ne l'ai jamais observée qu'isolément.

Dès le début, on emploie avec avantage les saignées locales et les vomitifs. Si l'enfant présente des signes de congestion, on doit commencer par la saignée; dans le cas contraire, on fait d'abord vomir, puis suivre cette médication des révultifs, etc.

Les *épidémies de rougeole* se développent ordinairement au commencement du printemps : presque toutes ont été précédées d'affections catarrhales, de grippe, de coqueluche. C'est à la Gueroulde, Bémécourt et Breteuil, que je les ai observées un plus grand nombre de fois. Elles ont présenté dans certaines années des complications du côté de la poitrine; dans d'autres, une congestion sur la muqueuse nazale, qui donnait lieu à des hémorrhagies très abondantes et difficiles à arrêter. Je ne puis passer sous silence la mauvaise habitude que l'on a dans les campagnes, de gorger les malades de vin chaud, dans l'intention de faire sortir l'éruption. Cette pratique est extrêmement dangereuse, en ce qu'elle augmente les diverses congestions, particulièrement celles de la poitrine, et favorise ainsi le développement de cette toux opiniâtre qui persiste si longtemps après la disparition de la rougeole.

La *dyssenterie* est épidémique et contagieuse. Elle a la funeste

(1) Voir, pour plus de détails, la thérapeutique appliquée de M. Debreyne, ouvrage couronné, en 1841, par la Commission des prix du Bulletin de thérapeutique.

propriété d'attaquer en grand l'espèce humaine. Son mode de contagion se propage d'individu à individu par voie directe ou indirecte. Il y a environ dix ans, elle envahit les communes de Francheville et de la Gueroulde. La récolte des pommes avait été peu abondande cette année-là, et les habitants buvaient du cidre passé à l'état d'acide acétique, par suite du mélange qu'on lui avait fait subir. A cette cause, il faut ajouter que le blé était cher et que la bouillie de farine de pois formait la base de la nourriture de la classe ouvrière. L'épidémie, peu meurtrière, s'arrêta promptement, et fut traitée avec avantage par les préparations opiacées à haute dose; mais dans le canton de Verneuil et de la Ferté-Vidame, elle sévit depuis deux ans chaque été, avec une violence extrême et une tenacité opiniâtre. Les moyens prophylatiques et curatifs, mis en usage par les médecins de ces localités, n'ont pas toujours pu conjurer la terminaison fatale de cette maladie, intraitable dans bien des cas, par ses caractères de malignité.

Si ces estimables confrères qui ont observé cette épidémie sous toutes ses formes, dans des conditions et des lieux différents, qui en ont étudié le génie particulier et apprécié le meilleur mode de traitement, nous en traçaient une histoire complète, ils rendraient un véritable service à la science et à l'humanité.

Le *scorbut*, qui prend sa source dans l'humidité de l'air, dans le défaut de propreté et l'usage des aliments salés, n'a pas encore régné dans notre canton depuis quatorze ans épidémiquement; on peut même ajouter que, si dans cet espace de temps, il s'est rencontré des affections de la bouche, elles ne peuvent être regardées que comme une des variétés de la stomatique assez fréquente parmi nous.

Les *fièvres* dites *miliaires*, se présentent rarement sans être liées à une autre affection, elles se montrent dans le cours de certaines maladies, dont elles sont une des complications les plus fâcheuses. Dans le canton de Damville, voisin du nôtre, on les y observe fréquemment. Cependant, ce pays agricole est plus sain que le nôtre, et la population plus aisée.

Les *fièvres puerpérales* n'ont jamais régné dans notre canton sous la forme épidémique. Les femmes qui en ont été atteintes, ne peuvent, pour la plupart, en attribuer la cause qu'à leur imprudence, qui consiste à vouloir prendre du vin chaud ou à sortir trop tôt.

Le *rhumatisme articulaire aigu* est une affection assez commune. On l'observe principalement à Francheville, la Gueroulde et Bémécourt, chez les femmes de ce pays, qui vont toute l'année dans la forêt, ramasser du bois sec pour se chauffer. Plus que qui que ce soit, elles sont exposées aux variations de l'air, à l'humidité, et à toutes les causes qui favorisent le développement du rhumatisme.

Un traitement antiphlogistique énergique, puis des vésicatoires saupoudrés d'hydrochlorate de morphine font cesser promptement cette affection. Au reste, c'est surtout au traitement hygiénique qu'il faut s'adresser pour en prévenir le retour.

Des maladies les plus fréquentes parmi les ouvriers de fourneau et les ouvriers ferronniers.

Si les ouvriers de fourneau et les ouvriers ferronniers sont soumis aux mêmes maladies que les autres hommes, la nature de leurs occupations leur en fait contracter d'autres, dont il me reste à parler. La chaleur très élevée d'un feu vif, les changements brusques de température que les premiers supportent et les vapeurs nuisibles qu'ils respirent, les exposent aux hémorrhagies cérébrales, à l'ophtalmie, à l'amaurose, à l'asthme, aux affections du cœur et au rhumatisme. La station continuelle, la charge de fardeaux pesants, la prédominance de telle ou telle partie du corps, expliquent chez l'un et chez l'autre, la fréquence des varices aux jambes, des hernies (1), des brûlures et de certaines difformités.

On n'attend pas de moi sans doute une description particulière de ces divers états morbides. Ce serait m'obliger à entrer dans des détails fastidieux et déplacés dans un travail de ce genre. Il me suffit de les énumérer et d'en faire connaître les causes, pour qu'on puisse appliquer à chacun d'eux, le traitement qui leur convient. Seulement, qu'on se rappelle que la plupart de ces ouvriers ont le sang appauvri, les forces détériorées, et dans ce cas, loin de saigner outre mesure; ainsi que nous le voyons pratiquer chaque jour, il faut au contraire se montrer réservé sur l'emploi d'un moyen qui enlève aux organes leur principe de vie. Car, de même que pour la constitution médicale d'un pays, si on n'a pas égard à la constitution individuelle, à l'âge, au sexe, à la profession, à la prédominance de tel ou tel système d'organes, aux affections ou maladies antécédentes, aux dispositions héréditaires, etc., cela peut bien s'appeler faire de la médecine, mais non pas exercer l'art de guérir.

(1) Contre l'opinion émise par les auteurs, j'ai observé que, chez ces ouvriers, les hernies étaient plus communes à gauche qu'à droite.

C'est une noble tâche qu'il entreprend, celui qui vient consacrer le fruit de ses veilles et de ses méditations au profit du bien-être de ses concitoyens, et qui cherche à perpétuer pour un lointain avenir, les principes et les connaissances qu'il a acquises aux savantes leçons de ses maîtres. Signaler les causes qui menacent leur santé, leur montrer qu'il n'y a qu'un seul chemin qui conduise par toutes les régles de la raison et de l'hygiène, à une longue vie exempte d'infirmités, n'est-ce pas s'adjoindre à ceux qui ont orné leur esprit, développé leur intelligence et agrandi leur savoir; n'est-ce pas concourir par la voix la plus sûre à leur faire éviter ce qui peu leur être nuisible, et par ce moyen fortifier la santé publique.

Deux sciences distinctes, mais inséparables, nous prêtent leur mutuel secours : la première, qui considère l'homme réuni en société, a reçu le nom d'hygiène publique; la seconde, qui nous le montre vivant isolé, celui d'hygiène privée.

Hygiène publique.

Au nombre de ses attributions, l'autorité locale a pour mission de faire écarter des maisons tout ce qui peut être nuisible aux habitants, et de maintenir la propreté de la voie publique, en prenant des mesures sévères pour assurer l'exécution des clauses stipulées dans le cahier des charges du nétoiement de la ville. Le pain, le plus indispensable de tous les objets de consommation, doit être l'objet de sa surveillance particulière sous le rapport 1° de la qualité des farines; 2° de l'état des fours; 3° de la qualité du pain et de son poids. Une surveillance non moins active doit s'exercer sur le commerce de la boucherie pour s'assurer de la qualité des viandes destinées à la consommation, et pour faire disparaître de la place du marché les étaux de quelques bouchers de la campagne, qui viennent vendre de la viande d'un aspect repoussant et capable d'engendrer des maladies. Il serait aussi, dans l'intérêt de tous, qu'elle ne permît plus aux charlatans de débiter leurs drogues incendiaires, les pharmaciens seuls offrant les garanties pour la préparation et la vente des médicaments. L'autorité portera également son attention sur les habitations des pauvres pour qu'on y multiplie les jours, afin de donner plus d'air et de lumière; elle fera éloigner les tueries, les fosses à fumier, les fonderies de suif des maisons et empêchera le rouissage du chanvre dans des mares voisines des habitations; elle exercera une surveillance des plus actives sur les hideux cabarets, dont le nombre augmente de jour en jour! Nouveaux tapis francs, ils servent de repaire à tous ceux qui veulent satisfaire leurs brutales passions, au milieu des orgies les plus dégoûtantes. Elle continuera à encourager l'instruction primaire, un des moyens les plus puissants pour adoucir les mœurs, le caractère, susciter l'amour du travail, de l'ordre, de l'économie, et pour faire disparaître une foule de préjugés bien funestes à la société. Nous ne verrons plus des hommes ne pas vouloir retirer de l'eau une personne qui vient d'y tomber, sous prétexte que le juge de paix n'est pas présent, et refuser de couper la corde à un malheureux qui vient de se pendre, dans la crainte de nuire aux investigations de la justice. En terminant ce chapitre, je forme un vœu dont la nécessité se fait sentir depuis longtemps; c'est que tous les médecins soient invités à donner, avec un certificat de décès, une note sur le genre de maladie auquel chaque individu a succombé, et qu'il soit dressé tous les ans un tableau de ces notes, pour pouvoir déterminer, autant que possible, la constitution médicale des différentes localités. Cette pratique, suivie à Evreux depuis plusieurs années, nous donne l'espoir qu'elle s'étendra bientôt à tout notre département.

Hygiène privée.

De leur côté, les habitants de Breteuil et du canton, pour se soustraire aux influences fâcheuses qui les environnent, auront soin de se couvrir de vêtements, plus ou moins chauds selon la saison, d'éviter le froid, l'humidité, de changer fréquemment de linge, et d'observer la plus exacte propreté; qu'ils cessent, dans les campagnes, de chauffer les poêles presque jusqu'au rouge, car, en quittant l'appartement, on est fâcheusement impressionné par l'action du froid extérieur, et de là il en résulte des inflammations des organes respiratoires, ainsi que je l'ai constaté plusieurs fois. Que ces habitants abandonnent les mauvaises habitudes qu'ils peuvent avoir contractées; qu'ils fuient la société des paresseux et des personnes oisives, parce qu'ils n'en retirent que de mauvais conseils, ou perdent un temps toujours précieux. C'est dans le travail qu'ils trouveront une ressource assurée contre les besoins, et avec de l'ordre, de l'économie, ils parviendront à faire régner l'aisance dans leur maison. Sans doute, contre de pareils maux, notre art est impuissant; mais nous, médecins, qui, par les fonctions de notre ministère, sommes appelés chaque jour à donner nos soins aux pauvres comme aux riches, tâchons de pénétrer dans leur cœur, pour y voir les désirs, les passions, les besoins, les sollicitudes, les chagrins, les attachements, les espérances, et que notre voix, en les aidant de nos conseils, en les consolant dans leur adversité, dans leurs souffrances, leur rappelle aussi que le vrai bonheur ne se rencontre que chez l'homme honnête, laborieux, qui sait dignement remplir ses devoirs d'époux, de père et de citoyen.

Ici, j'aborde une question grave et délicate qui, dans tous les temps, a soulevé de continuelles et nombreuses contradictions : je veux parler de l'observance du carême, spécialement dans les pays humides. L'homme qui a fixé sa demeure dans ces lieux, ne jouit pas de la même constitution que celui qui est placé dans des conditiens opposées; chez lui, des organes faibles exécutent avec lenteur les fonctions qui leur sont confiées : la mollesse, le gonflement des tissus et le sentiment d'une délébilité profonde, caractérisent ceux qui vivent sous l'influence de cette disposition de l'air.

Ces principes immuables de physiologie une fois posés, peut-on se dissimuler les inconvénients d'un changement de régime tonique et excitant (le seul convenable dans ces pays), en un régime maigre qui contient peu de molécules assimilables à notre propre substance, et suppléer à une nourriture tirée de viandes bouillies et rôties, l'usage des poissons salés, qui engendrent des maladies et prédisposent aux affections de la peau? A ceux qui voudraient soutenir une opinion contraire, on leur opposerait les ouvrages et les observations de ceux qui ont étudié les effets de l'alimentation maigre sur la santé, et ils apprendraient que les morues salées, de provenance anglaise, sont salées avec du sel des Açores, de mauvaise qualité; ou, ce qui est encore plus nuisible, avec de l'alun; qu'on a attribué aux lentilles la lèpre d'Egypte, et que l'usage exclusif des fèves a plus d'une fois fait éclater le choléra-morbus dans les bagnes de Toulon; que les œufs ne tardent pas à altérer la santé; que le beurre nuit en général aux propriétés digestives des aliments avec lesquels on le mêle; que le lait, l'unique nourriture du premier âge de la vie, n'est pas aussi bien supporté par les adultes, parce qu'il semble, dit M. le professeur Trousseau, que les organes, à mesure qu'ils se perfectionnent, perdent leur aptitude primordiale à digérer cet aliment; enfin que les plantes de la famille des légumineuses et des crucifères renferment du soufre en grande proportion. — *Cabanis*, dans ses immortels écrits, confond et renverse le scepticisme le plus opiniâtres, en nous donnant la preuve irréfragable que la nourriture végétale introduit, dans l'économie, le germe d'altérations profondes qui réagissent sympathiquement sur le cerveau. Le régime maigre, et surtout le jeûne et les abstinences, dit ce médecin philosophe, remplissent mal le but d'éteindre les passions et de régler l'imagination, dont les désordres contribuent, bien plus que les besoins physiques, à nourrir les penchants les plus funestes; et dans le trentième chapitre du dixième livre de ses confessions, *saint Augustin*, courbé sous le poids des austérités, nous raconte que l'image de ses désordres passés et l'illusion de ces vains fantômes, avaient tant de pouvoir sur son esprit et sur son corps pendant son sommeil, qu'elles ne le portaient pas seulement jusqu'à y prendre plaisir, mais jusqu'à une espèce de consentement et d'action.

Comme conséquence de ce qui précède, j'en conclus qu'il vaudrait mieux diminuer, pendant le carême, la masse des aliments et modérer ce sensualisme que l'esprit de notre siècle s'efforce de surexciter, que de s'abstenir de gras. Par cette voie, certains désordres fonctionnels et l'effervescence printanière seraient prévenus, et la religion et l'hygiène, en se réunissant, obtiendraient l'une et l'autre un même résultat.

Hygiène des Écoles communales.

Personne ne peut contester l'insalubrité de la plupart des classes des écoles communales dans nos campagnes, sous le rapport de l'humidité du local et de la nature de l'air respirable (1); presque toujours leur capacité n'est pas en rapport avec le nombre des enfants qu'on y admet, ni les moyens d'aération suffisants. Un tel état de choses détériore leur santé, amène le dépérissement, et, par cela même, mérite toute la sollicitude des autorités chargées de la surveillance de leurs études.

L'humidité de ces classes tient le plus ordinairement à l'abaissement de l'habitation, relativement au sol; elle se remarque dans les murs, vers la partie inférieure, où il est facile de reconnaître la formation du nitrate de potasse. Pour obvier à un pareil inconvénient, il serait indispensable : 1° de creuser le sol environnant,

(1) Dans notre canton, je dois citer comme insalubres celles de Saint-Nicolas et de la Gueroulde. Cette dernière surtout, fréquentée journellement par un nombre d'élèves moitié trop considérable pour la capacité du local, exercerait la plus fâcheuse influence, si, pour en diminuer les effets, l'instituteur recommandable de cette commune ne mettait pas depuis longtemps en pratique les préceptes enseignés par l'hygiène.

d'enlever une partie de la terre et de la remplacer par des cailloux; 2° de renoncer au dallage en carreaux ou en briques, qui est insalubre, et de faire placer un parquet au-dessous duquel on ménagerait des courants d'air qui l'empêcheraient de toucher au sol; 3° d'enduire la surface des murs d'une couche hydrofuge, ou bien de poser une paroi en menuiserie, sans l'appliquer immédiatement sur la pierre, pour qu'un courant d'air puisse circuler entre la maçonnerie et la boiserie; ces moyens auraient l'avantage de soustraire les enfants à une influence d'autant plus fâcheuse, que la cause agit sans interruption.

Quant à l'air respirable, ses appréciations ne sont pas absolues; on ne sait pas assez quelle est la quantité qui entre dans le poumon ou qui en sort, celle qui est attirée dans un temps donné. Il faut tenir compte de sa masse, de ses altérations en raison de l'encombrement, de la stagnation plus ou moins grande et de sa température. Il n'y a donc que des règles générales à établir, qui s'appliquent plus ou moins à des circonstances déterminées. Ainsi, par exemple, un homme sain respire par jour 800 litres d'oxygène ou 3,800 litres d'air. Pour qu'il soit dans un état satisfaisant, il lui faut 19 mètres cubes d'air (Lavoisier), et il ne peut vivre plus d'une heure sans un volume d'air de 1 mètre 66 centimètres cubes (*idem*); de plus, il absorbe chaque jour tout l'oxygène contenu dans 4 mètres cubes d'air atmosphérique (Darcet); et, dans une bonne ventilation, l'air vicié doit être à l'air affluent dans les proportions de 1 à 50 (*idem*).

Les résultats de ce genre qui seraient applicables à une ou plusieurs classes de notre canton, ne le seraient pas à d'autres. La température de l'air change les conditions chimiques, et par conséquent la capacité relative d'une pièce ne peut pas être appréciée à *priori*. On sait seulement qu'un homme jeune et bien portant doit avoir à sa disposition plusieurs toises cubes d'air; que plus il y a d'individus réunis dans un appartement, plus la largeur et la hauteur doivent être augmentées, et que le *minimum* de cette dernière ne doit pas avoir moins de 3 à 4 mètres : qu'il ne suffit pas d'un grand espace contenant beaucoup d'air, il faut que cet air soit souvent renouvelé, et ne reste pas stagnant; son agitation étant une des circonstances qui influent le plus sur l'étendue de la respiration. Il est évident que l'air est d'autant plus stagnant, d'autant plus chargé d'acide carbonique, que la pièce où l'on séjourne se trouve au rez-de-chaussée, dans un lieu bas et humide.

Il résulte de ces faits, que pour assainir de semblables habitations, il faut leur donner une quantité suffisante de lumière, renouveler l'air par courants, établir un bon système de ventilation par de larges ouvertures de croisées et des portes placées en sens opposé les unes des autres, par des vasistas et des feux de cheminées ou de poêles ayant un bon tirage, parce que même dans les temps humides, les mouvements de l'air en corrigent l'humidité, l'air intérieur étant toujours plus saturé d'humidité que l'air extérieur : ce sont là des points importants dans le détail desquels j'ai cru devoir entrer; car l'ignorance ou l'oubli de ces préceptes, qui se révèle encore chaque jour dans la construction des classes que nous voyons élever, comme dans celles qui existent depuis longtemps, porte une atteinte profonde à la santé, en faisant subir les influences dont il a été parlé.

Pénétrés de l'importante mission qui leur est confiée, les instituteurs n'exercent plus de traitements corporels et ignominieux contre l'enfance. Grâce au régime universitaire, lui seul l'a sauvée d'une telle infamie. Je n'aurais plus rien à ajouter à cet article, si ma conscience ne m'imposait pas le devoir de signaler comme nuisible et dangereux pour les enfants de les tenir longtemps à genoux. En les obligeant de rester dans cette attitude difficile, qui prédispose aux hernies par suite du relâchement de l'anneau inguinal, ils peuvent céder à la fatigue et tomber en syncope.

Dans les exercices auxquels ils se livrent, je voudrais qu'on les habituât à l'effacement de la poitrine, qui facilite le jeu des mouvements de la respiration et du cœur; et c'est dans cette intention qu'il faudrait les faire écrire sur des tables assez hautes pour que le corps fût effacé et non appuyé sur elles.

J'ose espérer que ces avis salutaires seront compris de toutes les personnes qui se vouent à l'éducation de la jeunesse, et qui s'appliquent à la rendre meilleure pour qu'elle soit plus heureuse, et plus heureuse pour qu'elle soit meilleure.

Conseils aux ouvriers de fourneau et aux ouvriers ferronniers.

Touchées de la position malheureuse des enfants employés dans les usines et manufactures, nos Chambres législatives se sont empressées de leur donner une preuve de la plus grande sollicitude, en votant une loi qui aurait amélioré leur sort physique, moral et intellectuel, si, depuis deux ans qu'elle est promulguée, elle n'était pas tombée en désuétude.

Les préceptes qui doivent guider les ouvriers de fourneau consistent à leur recommander, pour se soustraire à l'action des molécules de charbon, de sable, l'emploi des voiles de gaze, de mousseline ou d'une éponge imbibée d'eau, retenue au-devant du nez et de la bouche, ainsi que le conseille M. *Josse*, de Genève; de faire usage, autant que leur fortune le permettra, d'une nourriture abondante et réparatrice; de s'abstenir de boire de l'eau-de-vie le matin, à jeun, et de boissons froides, le corps en sueur; d'éviter avec le plus grand soin les changements trop brusques de température, et au sortir de leur travail, lorsque les mouleurs ont le corps couvert de sueur, de s'empresser de revêtir leur poitrine d'un gilet de flanelle et de changer de linge et de vêtements. Les bains tièdes, en nettoyant la peau des ordures qui la recouvrent et suspendent l'absorption, sont aussi d'une grande nécessité chez ces ouvriers. C'est en obéissant aux lois de l'hygiène et de la diététique, qu'ils peuvent espérer conserver leur santé et prolonger leur vie. Qu'ils n'oublient jamais qu'il existe en eux-mêmes et dans les divers éléments qui les entourent, assez de causes de maladies, pour qu'ils s'efforcent, par une conduite prudente et réfléchie, d'en prévenir un plus grand nombre.

Lorsque les ouvriers ferronniers mettront leurs enfants en apprentissage, il faut qu'ils aient soin de veiller à ce que la répétition des mêmes actes, trop longtemps prolongés, ne donne pas aux membres des attitudes vicieuses, qui nuiraient ou empêcheraient le développement de la constitution. C'est pour obvier à un pareil inconvénient qu'il serait bon de suspendre de temps en temps le travail ordinaire, et de se livrer à un exercice qui exige des mouvements opposés aux mouvements habituels.

Celui qui, dans le calme de la méditation, contemple la condition des ouvriers de fourneau et celle des ouvriers ferronniers, ne peut s'empêcher de se livrer à de pénibles et sérieuses réflexions, et de se demander s'il ne serait pas possible de mettre un terme à cet état de détresse qui pèse sur eux. Pour appliquer avec succès le remède au mal, il importe d'abord d'en découvrir les causes; ici elles prennent leur source dans l'absence de l'organisation industrielle, dont le but est de donner des habitudes d'ordre, d'économie, de moralité, de vertus, et d'entretenir ces liens de confraternité, si utiles aux progrès du commerce et à l'ordre public. Appelés vers le système de l'association dans le travail, les ouvriers acquièrent une influence morale incontestable, tandis que la misère les conduit à l'abaissement. C'est donc pour les placer dans une position qui leur ferait comprendre le sentiment de leur dignité, que je crois devoir soumettre un projet d'association de secours mutuels, qui leur permettrait, en cas de maladies ou d'accident, de pourvoir à leurs besoins et à ceux de leur famille. Rédigé sur les mêmes bases que celui qu'on se proposait d'établir dans la ville d'Evreux, on y admettrait les ouvriers de dix à cinquante ans, qui offriraient des garanties de moralité et de bonne conduite. En donnant un franc par mois, non seulement ils recevraient des remèdes et les soins d'un médecin, mais encore de plus un franc par jour, jusqu'à ce qu'il fût constaté qu'ils sont en état de reprendre leurs occupations.

Je ne saurais trop engager MM. les régisseurs de fourneaux et les maîtres ferronniers à examiner attentivement les bienfaits d'une pareille association, et à faire, auprès de l'autorité, les démarches nécessaires pour obtenir l'autorisation d'en fonder une. Qu'ils participent les premiers à cette œuvre de moralisation, qui décide de l'existence et de l'avenir des ouvriers; qu'ils leur en démontrent l'importance, les heureux effets, et tous, d'un commun accord, s'empresseront de répondre à cet appel, en imitant leur exemple. Ce retour de l'homme sur lui-même serait une victoire éclatante remportée sur l'aveuglement et les passions, dont les fondateurs seuls pourraient à juste titre revendiquer la gloire:

APHORISMES

SUR CERTAINES ERREURS RELATIVES A LA SANTÉ.

I.

Les remèdes que l'on prend en parfaite santé, c'est-à-dire les remèdes dits de *précaution*, sont nuisibles.

II.

Les vulnéraires, eaux spiritueuses, tant préconisés par les bonnes femmes dans les coups, les chutes, sont plus nuisibles qu'utiles, en ce qu'elles produisent de fâcheuses excitations sur les voies digestives.

III.

On abuse généralement comme remède de précaution, de vésicatoires, des cautères; la moitié de ceux qu'on entretient *à vie* ne présentent aucune utilité.

IV.

Il n'y a pas plus d'inconvénient à supprimer un cautère qu'un vésicatoire, si on reporte le point d'irritation sur un autre point de l'économie, ou si la maladie pour laquelle il a été placé, est guérie depuis longtemps.

V.

Les sucs d'herbes employés pour purifier la masse du sang dans les maladies de la peau, loin de jouir des propriétés qu'on leur suppose, provoquent souvent des effets tout opposés.

VI.

Les saignées dites de précaution, sans autre vue de prévenir les maladies, déterminent des affections plus ou moins graves ; il en est de même pour les femmes enceintes, qu'il faut saigner, dit-on, du quatrième au cinquième mois ; il existe des cas de grossesse où on ne doit pas saigner du tout, comme il en est d'autres où l'on est obligé de la réitérer plus ou moins, plus tôt ou plus tard, selon l'état de pléthore.

VII.

Les vomitifs, les purgatifs dont on fait un trop fréquent usage vers la fin des maladies, pour chasser les *mauvaises humeurs*, exposent les convalescents à voir récidiver leur maladie, surtout si elle affectait le canal intestinal.

VIII.

C'est une erreur, généralement accréditée dans nos campagnes, qu'il ne faut jamais poser de sangsues derrière les oreilles, au col, au creux de l'estomac, parce que, dit-on, cette pratique appelle le sang là où il se porte déjà avec trop d'abondance.

On ne saurait trop le répéter : dans ces circonstances, les sangsues appliquées en quantité suffisante sur la partie malade, loin d'y appeler le sang, la dégorgent et font cesser promptement les symptômes de congestion, tandis que leur action est nulle, et même la maladie ne tarde pas à se terminer d'une manière fâcheuse, si le médecin, au lieu de suivre l'inspiration de sa conscience, s'en laisse imposer par la croyance de ce préjugé dangereux.

IX.

Si la mortalité est plus grande dans les campagnes que dans les villes, c'est qu'avant l'arrivée du médecin, qu'on envoie toujours chercher très tard, on emploie des moyens empiriques, qui, loin d'arrêter les symptômes de la maladie, ne font que les aggraver ; ou bien, on peut encore considérer la mortalité comme le résultat d'une confiance aveugle et ignorante, que certaines personnes paraissent avoir dans les charlatans, si communs en France.

X.

C'est un préjugé admis dans le monde, que la diarrhée qui accompagne l'éruption des dents, est utile aux enfants. Cette croyance, loin d'être fondée, peut présenter beaucoup de gravité; car pour peu que la diarrhée se prolonge, le petit malade dépérit, l'inflammation gagne les gros intestins, les ulcères, et la mort ne tarde pas à arriver, si l'on ne s'empresse de l'arrêter.

XI.

Toutes les fois qu'un enfant éprouve une toux violente, courte, revenant par quintes, et dans la voix une altération que l'on a comparée au cri du coq ou à la voix de quelqu'un qui parlerait dans un tube d'airain; que de plus il fait entendre un ronflement ou sifflement continuel, et que la difficulté de respirer, qui n'est pas toujours portée au plus haut degré, est incessante et s'exaspère par accès, on peut diagnostiquer une maladie terrible : le *croup*.

XII.

Une vie frugale et laborieuse, la recherche de ce qui nous est utile et l'éloignement de ce qui ne nous réussit pas, tels sont les moyens propres à entretenir la santé et à prévenir les causes de presque toutes nos maladies.

FIN.

TABLE DES MATIÈRES.

FIN DE LA TABLE.

ÉVREUX, IMPRIMERIE DE THINET ET COSTEROUSSE, RUE JOSÉPHINE, 20.

TABLEAU STATISTIQUE

DES PROPORTIONS RELATIVES A LA TAILLE,

PRISES CHAQUE ANNÉE SUR UN CERTAIN NOMBRE D'HOMMES, PENDANT UNE PÉRIODE DE SIX ANNÉES.

ANNÉES.	BRETEUIL.			CHÊNE ET SAINT-DENIS.			SAINTE-MARGUERITE.			GUERNANVILLE.			LES BAUX.			SAINT-NICOLAS ET SAINT-OUEN.		
	HOMMES.	MAXIMUM.	MINIMUM.	HOMMES.	MAXIMUM.	MINIMUM.	HOMMES.	MAXIMUM.	MINIMUM.	HOMMES.	MAXIMUM.	MINIMUM.	HOMMES.	MAXIMUM.	MINIMUM.	HOMMES.	MAXIMUM.	MINIMUM.
1835	10	1 675	1 600	12	1 760	1 622	6	1 702	1 590	4	1 672	1 637	8	1 652	1 591	2	1 746	1 595
1836	18	1 678	1 565	4	1 696	1 652	4	1 720	1 594	2	1 597	1 576	18	1 655	1 566	4	1 597	1 576
1837	8	1 670	1 560	6	1 710	1 550	6	1 676	1 613	4	1 715	1 525	4	1 730	1 580	6	1 716	1 540
1838	6	1 715	1 568	6	1 720	1 616	8	1 698	1 601	1	1 640	1 640	10	1 745	1 607	8	1 670	1 645
1839	8	1 715	1 605	6	1 732	1 610	8	1 704	1 621	0	» »»»	» »»»	4	1 720	1 675	2	1 690	1 635
1840	8	1 698	1 650	2	1 681	1 630	8	1 690	1 508	0	» »»»	» »»»	6	1 694	1 610	4	1 731	1 602
	58	1 687	1 585	36	1 735	1 611	40	1 697	1 603	11	1 671	1 580	50	1 680	1 593	26	1 686	1 598

ANNÉES.	CINTRAY.			DAME-MARIE.			FRANCHEVILLE.			LA GUÉROULDE.			CONDÉ.			BÉMÉCOURT.		
	HOMMES.	MAXIMUM.	MINIMUM.	HOMMES.	MAXIMUM.	MINIMUM.	HOMMES.	MAXIMUM.	MINIMUM.	HOMMES.	MAXIMUM.	MINIMUM.	HOMMES.	MAXIMUM.	MINIMUM.	HOMMES.	MAXIMUM.	MINIMUM.
1835	8	1 729	1 602	1	1 640	1 640	16	1 679	1 581	2	1 707	1 664	8	1 654	1 534	4	1 654	1 544
1836	4	1 747	1 593	1	1 556	1 556	12	1 695	1 565	8	1 677	1 625	8	1 765	1 620	8	1 697	1 567
1837	1	1 670	1 670	2	1 660	1 570	12	1 683	1 564	10	1 692	1 650	6	1 690	1 570	6	1 700	1 626
1838	6	1 750	1 605	0	» »»»	» »»»	6	1 721	1 628	6	1 674	1 606	4	1 607	1 600	6	1 740	1 601
1839	1	1 645	1 645	2	1 690	1 655	4	1 697	1 572	10	1 696	1 597	6	1 710	1 628	4	1 772	1 620
1840	6	1 688	1 609	0	» »»»	» »»»	12	1 680	1 586	6	1 669	1 588	10	1 693	1 609	2	1 750	1 552
	26	1 715	1 606	6	1 694	1 606	62	1 687	1 579	42	1 684	1 627	42	1 693	1 593	30	1 707	1 561

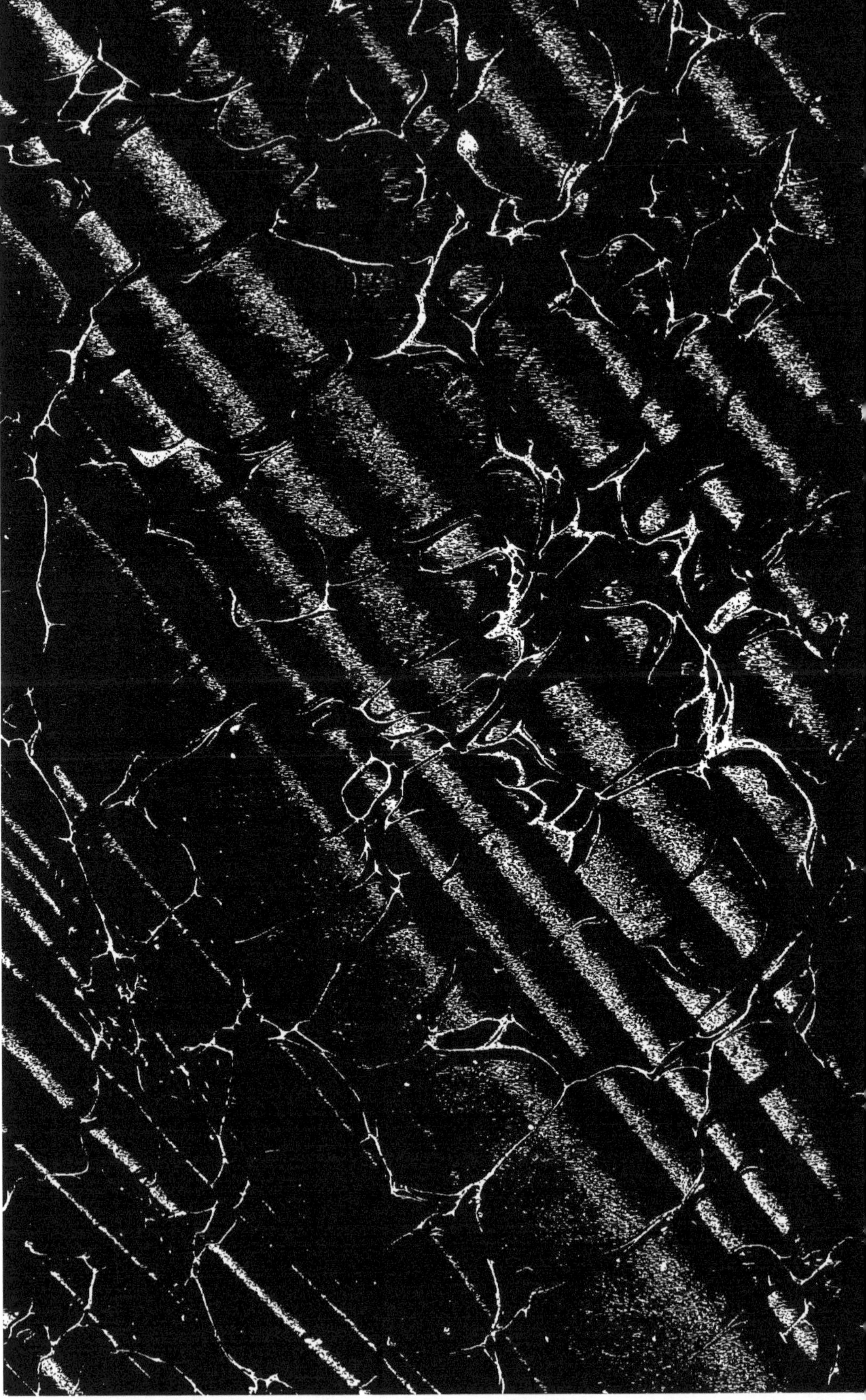

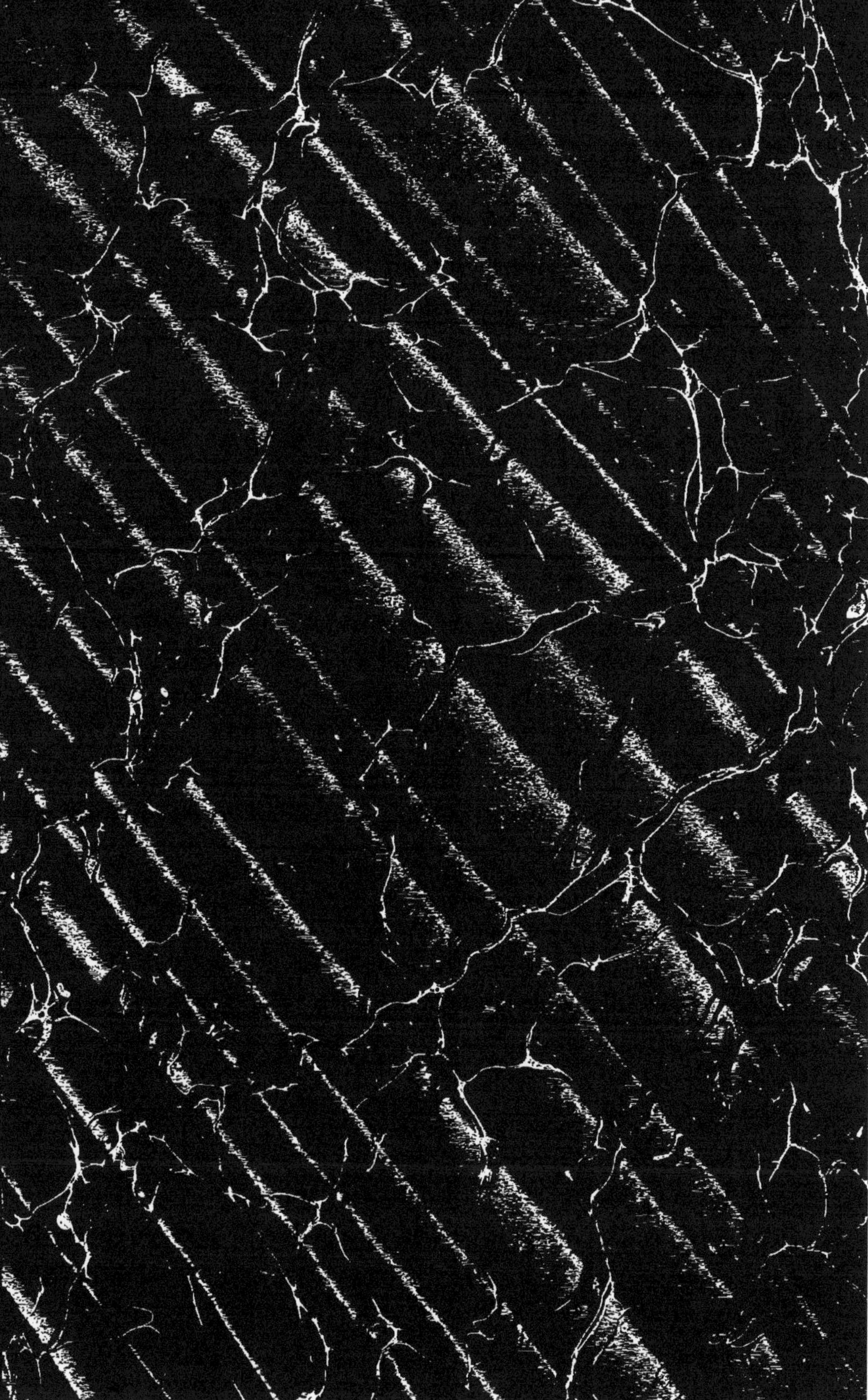

www.ingramcontent.com/pod-product-compliance
Ingram Content Group UK Ltd.
Pitfield, Milton Keynes, MK11 3LW, UK
UKHW012252240726
13966UKWH00004B/1400